Docteur Philippe-Gaston Besson

LA CRÈME BUDWIG

Le petit déjeuner santé

éditions
TROIS FONTAINES

Extrait du catalogue Trois Fontaines

Acide-Base, une dynamique vitale (Dr Ph.-G. Besson)

Arthroses, arthrites et rhumatismes (Christian Brun)

Je me sens mal, mais je ne sais pas pourquoi... ? (Dr Philippe-Gaston Besson)

Le cholestérol, mythe ou réalité ? (Christian Brun)

Votre corps réclame de l'eau : effets méconnus de la déshydratation (Dr Fereydoon Batmanghelidj)

Ecrire pour se guérir (Jean-Yves Revault)

L'imaginaire intime de la femme (Jean-Yves Revault)

L'ostéoporose, mythes et réalités (Dr Philip Keros)

Placez votre lit au bon endroit (Yves Primault)

Les réseaux géobiologiques (G. Fleck et J.-P. Garel)

Rompre les cercles vicieux relationnels (Dee Anna Parrish)

Ste-Hildegarde, la santé entre ciel et terre (Daniel Maurin)

La santé par l'hygiène intestinale (Dr Georges Monnier)

La thérapie par l'écriture (Jean-Yves Revault)

Vivre heureux ici et maintenant (Dr Raymond Abrezol)

Catalogue gratuit sur simple demande
éditions 3 Fontaines
B P 7
74161 St-Julien-en-Genevois Cedex

ISBN 2-909206-00-9
ISSN 1159-6058
Couverture : éditions Gap

TABLE DES MATIÈRES

BIBLIOGRAPHIE

Association médicale Kousmine internationale, *La méthode Kousmine,* Ed. Jouvence.

Bondil A., Kaplan M., *L'alimentation de la femme enceinte et de l'enfant selon l'enseignement de la doctoresse Kousmine,* Ed. Laffont ; *Votre alimentation selon l'enseignement de la doctoresse Kousmine,* Ed. Laffont.

Boudet M., « Réflexions sur la crème Budwig », *Revue de l'Association médicale Kousmine internationale,* n° 2.

Clergeaud C. et L., *On nous empoisonne !,* Ed. Equilibres.

« Diabète : la révolution des sucres », *La Recherche,* n° 201.

De Thé G., Hubert A., *Modes de vie et cancers,* Ed. Laffont.

Fradin J., *L'alimentation hypotoxique,* Institut de médecine environnementale.

Genest L., Le Rouzes M., *La crème Budwig,* Ed. Quebecor.

Guierre G., *Petite encyclopédie des fruits,* Le courrier du livre.

Kousmine C., *Soyez bien dans votre assiette jusqu'à 80 ans...,* Ed. Tchou ; *Sauvez votre corps,* Ed. Laffont.

Lederer J., *Alimentation et cancer,* Ed. Maloine ; *Encyclopédie moderne de l'hygiène alimentaire,* Ed. Maloine.

« Le faux sucre contre le vrai », *Science et Vie,* n° 862.

Nègre R., *L'alimentation risque majeur, écologie systémique.*

Odent M., *Les acides gras essentiels,* Ed. Jacques Ligier.

Passwater R., *Supernutrition,* Buchet/Chastel.

Schmidt Gerhard, *Alimentation dynamique,* t. I et t. II, Ed. Triades.

Shelton et Mérien, *L'alimentation dissociée.*

Valnet J., *Traitement des maladies par les légumes, les fruits et les céréales,* Ed. Maloine.

Introduction

La crème Budwig connaît un succès certain. Elle est devenue un véritable ambassadeur de l'alimentation saine, et de nombreuses personnes ont entendu pour la première fois parler des travaux de la doctoresse Catherine Kousmine et de sa méthode thérapeutique par l'intermédiaire du fameux petit déjeuner qu'elle conseille. C'est souvent après avoir pris connaissance de cette crème, puis après l'avoir goûté, que beaucoup d'entre nous se sont vu encourager à remettre en question leurs attitudes alimentaires.

Il devient, en effet, de plus en plus clair que nos habitudes alimentaires erronées sont la cause de nombreuses maladies. Ainsi on sait maintenant que les facteurs alimentaires sont la première cause de certains cancers avant le tabac et l'alcool. L'excès de graisses animales, la suralimentation, les composés nitrosés, l'excès de protéines animales, l'alcool bien sûr, ne sont que les plus grosses erreurs de notre alimentation-type en Occident. Elles sont aussi responsables d'un déséquilibre de la flore intestinale qui apparaît comme un élément hautement perturbateur.

La santé, une revendication primordiale

De nos jours, la *santé* semble devenir la revendication primordiale de la plupart des nations ayant atteint un niveau de vie qui permet de combler la majorité des besoins extérieurs de l'homme moderne. Il semble cependant qu'il y ait une déception quant aux possibilités thérapeutiques de notre médecine moderne, dont les voies se sont enfoncées dans les méandres de la haute technicité, s'éloignant peu à peu de l'objet fondamental de sa recherche : l'Homme... !

Le spectre des maladies dégénératives et du cancer est bien toujours là, et même ne cesse de croître. Nous nous sentons démunis devant ces fléaux qui menacent notre santé. Cependant, de nombreuses personnes réalisent que s'engager dans une démarche préventive constitue la seule option raisonnable pour pallier cette menace, et éventuellement y trouver une solution. A ce point de vue, la réforme de l'alimentation constitue la modification la plus facile à opérer, et aussi la plus efficace car elle assure des résultats durables.

Mais changer son alimentation, la faire évoluer vers plus de cru, plus de fruits et de céréales, moins de protéines animales et de graines raffinées, représente pour beaucoup une véritable révolution. La remise en cause de principes, d'habitudes familiales, voire économiques et culturelles, est souvent difficile à mettre en pratique. Et c'est souvent après avoir « essayé » la *crème Budwig* que beaucoup se laissent séduire, puis convaincre de poursuivre une réforme alimentaire.

Le premier pas vers une réforme alimentaire

Convaincre un individu souffrant d'une maladie grave et évolutive de l'intérêt de modifier son alimentation n'est pas chose aisée. Il faut dire que la multitude d'informations qui lui parviennent sont difficiles à gérer, surtout dans l'état de fatigue et de désarroi psychologique dans lequel il se trouve. Les informations concernant l'alimentation sont souvent contradictoires, et il faut pourtant changer quelque chose ! Or, s'il y parvient, il en tirera rapidement les bénéfices, il sera très vite convaincu du bien-fondé de sa démarche.

Convaincre un individu en bonne santé qu'il lui faut modifier son alimentation pour ne pas tomber malade peut sembler plus difficile. Et pourtant, de plus en plus nombreux sont ceux qui tendent une oreille attentive à un tel langage. Ils ne demandent qu'à se laisser convaincre, mais ne savent pas « par quel bout commencer ».

Aider à faire ce premier pas vers une réforme alimentaire par une préparation diététique appropriée et plaisante, permettant par la suite un élargissement vers une alimentation plus saine, est le but qui est visé par ce livre.

La *crème Budwig* est une recette simple de petit déjeuner. On la doit à la pharmacienne Joana

Budwig qui l'a « inventée ». Son originalité est de réunir dans un unique plat matinal l'essentiel des éléments indispensables à l'entretien d'un bon équilibre de santé, et en particulier les précieux acides gras insaturés contenus dans les huiles vierges. Nous en verrons tout au long de cet ouvrage l'importance primordiale.

Chapitre 1

L'importance du petit déjeuner

La plupart des écoles diététiques s'accordent pour donner une place importante à la qualité et à la quantité du petit déjeuner.

Le petit déjeuner est le repas le plus important de la journée

Cette simple phrase est évidente dans les pays anglo-saxons où un petit déjeuner copieux est entré depuis longtemps dans les mœurs alimentaires. En France, par contre, prendre un « bon » petit déjeuner reste généralement une exception. Celui-ci est réservé aux dimanches matin, ou aux matins de vacances... quand on a le temps !

Il est pourtant clair que la simple logique impose l'évidence de la nécessité de la prise d'une collation matinale, quelle qu'elle soit. Après les huit heures de jeûne nocturne, et bien qu'en l'absence d'exercice physique pendant le sommeil, l'organisme a consommé une grande majorité de ses substances énergétiques, et le sucre sanguin en particulier se trouve bas. Il est donc important de combler ce déficit énergétique par un petit déjeuner.

La manière d'aborder la journée dépend, pour une large part, de la qualité du petit déjeuner, et également de son volume. Les gens qui déjeunent le matin sont plus énergiques physiquement, et plus « éveillés » intellectuellement. Les enfants, en particulier, ont besoin pour leur croissance, et pour une meilleure attention scolaire, d'un petit déjeuner consistant. Un tel petit déjeuner se doit d'être suffisamment riche pour redonner à l'organisme un apport énergétique et calorique suffisant pour combler les carences immédiates créées par le jeûne nocturne, et pour permettre d'attendre le repas de midi. Sans petit déjeuner, ou avec un petit déjeuner insuffisant, il se produit une fatigue vers 11 heures, appelée « coup de pompe », qui correspond à la chute du sucre sanguin qui est consommé sans être renouvelé. Le sucre est le principal aliment du muscle, et le seul aliment du cerveau. C'est dire à quel point l'apport d'aliments est important le matin.

On estime que le repas du matin devrait contenir le quart ou le tiers des besoins nutritionnels de la journée. Si les besoins énergétiques sont, par exemple, de 1 500 calories, le petit déjeuner devra apporter environ 500 calories.

Voyons comment on peut classer les « petits déjeuners ».

Ceux qui ne prennent rien... ou presque

Rentrent dans cette catégorie ceux qui ne mangent rien du tout le matin, ne prennent qu'un café noir accompagné de deux ou trois sucres. Il s'agit là d'une sorte de tradition : « Je ne peux rien avaler avant midi ! » Ce type de comportement implique de nombreuses erreurs.

Le café

Par sa richesse en caféine, c'est un excitant psychique et cardio-vasculaire. Il est d'ailleurs apprécié pour cet aspect dynamisant. Mais les buveurs de café multiplient les prises de ce qui devient rapidement chez eux une véritable drogue. Ils ont besoin de leur café pour se réveiller le matin, de leur café lors des pauses au travail, de leur café après les repas... Peu à peu, les effets de l'abus de caféine se font sentir au niveau du cœur, provoquant des palpitations et des troubles du rythme. L'irritation du café intervient également au niveau de la muqueuse gastrique, provoquant des gastrites, et pouvant déclencher des ulcères.

Comme toutes les céréales torréfiées, le café peut contenir des toxiques créés par le chauffage. L'arôme du café apparaît en effet lors de la torréfaction. Celle-ci décompose l'acide cafétanique en formant la caféone, huile essentielle du café qui lui donne son arôme. Mais si la torréfaction est poussée, il apparaît une substance toxique complexe : la caféotoxine. De nombreux cafés « médiocres » sont traités industriellement, sans précautions, et sont trop « grillés ». Il est donc préférable de consommer, si l'on est amateur de café, des cafés torréfiés artisanalement par un maître torréfacteur, que les cafés dont les graines sont traitées industriellement.

Le sucre blanc

Il apporte ce que l'on appelle des calories « vides ». C'est un produit chimiquement pur, lavé de tout constituant nutritif (vitamines, sels minéraux...). C'est un sucre rapide, responsable d'une hypoglycémie secondaire à l'origine du malaise de 11 heures. Le sucre blanc fait grossir, il constipe, accroît l'appétit et rend dépendant comme le tabac, l'alcool ou le café. L'utilisation de sucrettes ne fait qu'empirer les choses. Produit chimique par excellence, la saccharine est communément utilisée en remplacement du sucre. D'un pouvoir sucrant très élevé, la saccharine, comme tout produit chimique, ne participe pas au métabolisme. Il s'agit en cela d'un mensonge à l'organisme qui s'attend à un apport en sucre, mais n'en reçoit pas !

Mais le problème essentiel que soulève ce type de comportement alimentaire est surtout posé par le fait de n'ingérer aucun élément ayant une valeur nutritive le matin. Ceci est principalement dû au fait que le repas du soir est pris tard et soit trop abondant.

En effet, le repas du soir est communément le

plus important de la journée. On a enfin le temps ! C'est un repas souvent trop riche, contenant des protéines animales, des graisses cuites, des sucreries, des fromages fermentés... et souvent de l'alcool. L'appareil digestif et surtout le foie se trouvent surchargés pendant la période nocturne. Ce surcroît de travail provoque des troubles du sommeil avec cauchemars, réveils nocturnes, soif, transpirations... On se réveille avec une langue pâteuse le matin, un manque d'entrain, une mauvaise humeur, et l'impression d'avoir peu et mal dormi. Et surtout, on n'a pas faim le matin !
Or l'organisme n'a pas besoin d'une telle surcharge alimentaire pour la période de sommeil. La lui imposer, c'est le perturber profondément dans ses fonctions physiologiques nocturnes dont le bon déroulement lui est indispensable. C'est la première réforme à demander à tout malade pour lui permettre de récupérer convenablement les forces de guérison dont il a besoin.

Ceux qui prennent le traditionnel café au lait, pain-beurre-confiture

Dans le même ordre d'idée, ce petit déjeuner comporte des inconvénients.

Le mélange café et lait

Il est particulièrement indigeste : les tanins du café font précipiter la caséine du lait. Il se forme des grumeaux au contact du milieu acide de l'estomac, qui sont insolubles et mal

assimilés, et empêchent notamment l'absorption du calcium. Ce mélange provoque chez beaucoup de personnes des troubles digestifs chroniques (langue blanche pâteuse, constipation, migraines...) qui cessent dès l'arrêt de la prise du mélange.
La *chicorée* aurait moins cet inconvénient de formation de grumeaux et serait mieux adaptée à ce mélange.
Le *café décaféiné* est fabriqué à partir de grains non torréfiés qui sont mis à gonfler en présence de vapeur d'eau. Un solvant est utilisé (acétate d'éthyle, chlorure de méthyle cyclohexane...). Une fois gorgées de solvant, les graines sont traitées sous pression à la vapeur d'eau jusqu'à élimination de ces solvants. Mais il reste toujours des traces de solvants en quantité plus ou moins grande suivant les marques. En consommant régulièrement ce type de café, on encourt le risque d'absorber ces traces de solvants, qui de manière cumulative risquent de poser à la longue des problèmes de santé.

Le pain blanc

Le pain blanc est constitué d'une farine de type 55, c'est-à-dire en fait d'amidon (33 % des éléments nutritifs ont été éliminés). Cette farine morte provient de blés cultivés chimiquement et renferme des résidus de pesticides. A cette farine blanche sont rajoutés de la farine de fèves et de malte, de l'acide ascorbique (E 300) conservateur, de la levure industrielle, de l'eau, de l'acide lactique et acétique, et du phosphate acide de calcium. On obtient ainsi un pain « bien blanc », fait à partir d'une pâte homogène qui lève vite, et de manière constante. Mais ce pain est peu digeste, fade et de conservation très courte. Il n'a plus qu'une très faible valeur nutritive, et ne peut plus être considéré comme un aliment.

Les confitures

La plupart des confitures sont très riches en sucre blanc raffiné (60 à 70 % de sucre pour 100 g de confiture). On retrouve là les inconvénients d'une importante consommation de sucre qui ont été expliqués précédemment. Il est préférable d'utiliser des confitures maison fabriquées avec du sucre intégral, ou des compotes de fruits non sucrées.

Le beurre

Il doit être consommé avec modération (10 à 30 g par jour au maximum). Sa richesse en acide butyrique provoque une fragilisation de la paroi intestinale qui favorise le passage des allergènes et des toxines microbiennes à travers celle-ci. Il est cependant censé nous apporter de nombreuses vitamines (vitamine A en particulier). Mais sa conservation avant commercialisation oblige les industriels à des manipulations qui en dénature les qualités : désacidification au carbonate de sodium, chaux, magnésie, bicarbonate de soude... ; traitement anti-oxydant par l'acide ascorbique ; coloration par des colorants tels curcumine, lactoflavine, riboflavine, cochenille, indigotine, chlorophylles ou caramel ;

sucrage par du sucre raffiné ; salage par le salpêtre ou le nitrate de potassium. Il vaut mieux consommer un beurre artisanal brut au bon goût de noisette, ou s'en abstenir.
Certaines margarines qui sont utilisées pour remplacer le beurre sont faites à partir d'huiles de coprah, de palme ou de palmiste. Or ces huiles sont, à cause de leur couleur et de leur odeur marquée, impropres à la consommation. Elles doivent être chauffées à 180° en présence de nickel et d'hydrogène pour prendre l'aspect pâteux qu'on leur connaît. Elles ne contiennent plus aucun élément nutritif, mais sont très caloriques.
D'autres sont faites à partir d'huiles de tournesol, de soja ou de maïs. Ce sont des émulsions de ces mélanges d'huiles obtenus par l'eau ou le lait au moyen d'émulsifiants (lécithine, mono- et diglycérides d'acides gras, esters citriques des mono- et diglycérides d'acides gras, sucroesters...). Elles contiennent des anti-oxydants (tocophérols, alpha-tocophérols de synthèse), des conservateurs (sorbate de potassium, sorbate de calcium, acide lactique), des arômes artificiels et des constituants divers. Il vaut mieux choisir ces rares margarines 100 % végétales non hydrogénées du marché de la diététique. Mais, dans tous les cas, consommer des margarines en remplacement du beurre afin de faire disparaître les problèmes liés à celui-ci est une erreur.

Ceux qui prennent du muesli, des flocons de céréales

C'est l'influence des petits déjeuners de type Bircher-Benner qui a développé en France cette habitude louable. Il s'agit de mélanges de flocons déshydratés de diverses céréales, mélangés à des fruits secs, des graines et du sucre. Leur utilisation est simple et rapide, mélangé à du lait, du yaourt ou du fromage blanc. Ces mélanges ont gardé la dénomination de « muesli ».

D'origine plus anglo-saxonne, les préparations de céréales sous forme de chips type « cornflakes », ou de pains de céréales type « weetabix », ou encore de type « blé ou riz soufflés » en sont les équivalents.

Ces diverses préparations sont réhydratées avec du lait froid ou tiède, à convenance, et consommées le matin.

Elles offrent l'avantage de la simplicité et de la rapidité. Il n'y a en effet aucune préparation à faire, et le petit déjeuner est immédiatement disponible.

Malheureusement, les céréales utilisées dans ce type de préparation ont été cuites, et ont perdu une grande partie de leur valeur vitaminique. Elles ont perdu en particulier leurs qualités germinatives.

On peut dire néanmoins que ce type d'alimentation matinale représente un bon compromis. Il faut cependant conseiller de choisir des mélanges de type « muesli » non sucrés, pour les resucrer éventuellement au moment de leur consommation grâce à du sucre intégral ou du miel de bonne qualité, et d'utiliser du fromage maigre, ou du yaourt au bifidus, ou du lait écrémé pour les réhydrater avant de les consommer...

Ceux qui prennent du thé et du pain complet

C'est une autre manière de se restaurer au réveil. Ce type de petit déjeuner est l'équivalent amélioré du classique café, pain, beurre, confiture, que nous avons vu plus haut. Sa valeur nutritive est donc celle du pain complet qui est consommé.

Le pain complet

Légalement, l'appellation « pain complet » correspond en France à un pain fait avec une farine de type 150, c'est-à-dire une farine où 2 à 10 % seulement des éléments nutritifs ont été extraits. Or les pains vendus sous cette dénomination sont souvent des pains bis fabriqués à partir de farine de type 80 (soit 15 à 20 % d'extraction). De plus, les farines utilisées sont souvent obtenues à partir de blés cultivés chimiquement, et renferment des résidus de pesticides (lindane, malathion...). Enfin, ils sont généralement panifiés sur levure, ce qui les rend à la longue décalcifiants. Il faut donc choisir un pain bis ou complet fabriqué à partir de farines non traitées (de qualité biologique), et panifié au levain. Ce pain est assez cher, mais peut se conserver pendant huit à dix jours. C'est un aliment riche en éléments nutritifs qui convient parfaitement au petit déjeuner.

Le thé
Ce sont les feuilles de *théa chinensis,* qui sont infusées. Elles délivrent des bases xanthiques de type alcaloïde riches en théine, mais également en théophylline et en théobromine. L'infusion est riche en tanins, sels minéraux et diverses vitamines (surtout vitamines C, B2 et P).
Le thé a des propriétés toniques générales qui éveillent la perception intellectuelle sans exciter. Il convient parfaitement le matin pour le petit déjeuner, en évitant de trop le concentrer.

Le bol de chocolat

Le bol de chocolat est un petit déjeuner classique pour l'enfant. Qu'il s'accompagne ou non de pain, beurre, confiture, il est communément considéré comme un aliment nutritif, convenant particulièrement aux enfants qui en apprécient le goût. Il est mélangé au lait, ce qui en augmente la valeur nutritive en lui apportant du calcium.
Avant d'arriver à la poudre qui sera utilisée pour le mélange, la fève de cacao, une fois ramassée, est soumise à un long processus : elle est torréfiée, concassée et transformée en pâte qui fournit la matière première. Puis, avant d'être transformée en poudre, de nombreux produits sont rajoutés : sucres raffinés, sorbitol,

arômes artificiels (vanilline, diacéthyle, acétone, acétate d'amyle...). Enfin des anti-oxydants permettront la conservation indispensable pour le stockage et la distribution. Parmi ceux-ci sont généralement utilisés : de l'acide ascorbique, des tocoférols (vitamine E) et les fameux BHA (buthyl-hydroxy-anisol) et BHT (butyl-hydroxy-toluène) hautement protecteurs.
Sans être alarmiste, on peut dire qu'un chocolat de qualité convient bien au petit déjeuner de l'enfant, mais sa richesse en éléments sucrants raffinés et artificiels est incontestablement un inconvénient. Le bol de chocolat au lait pourra donc être un bon complément à la crème Budwig.

Cette présentation se limite aux quatre types de petits déjeuners utilisés le plus fréquemment. Tous ont leurs adeptes, et chacun a ses inconvénients. Nous verrons comment éviter les erreurs et combler les carences, dans la limite des possibilités de chacun.

Chapitre 2

Les composants d'un bon petit déjeuner

Pour satisfaire aux exigences évoquées dans le chapitre précédent, le petit déjeuner devra être une synthèse de l'alimentation saine où certains points forts se dégagent.

• Utilisation de *corps gras de qualité,* et en juste quantité. Les graisses animales sont à éviter et seront remplacées par des *huiles végétales de première pression à froid,* riches en acides gras poly-insaturés.

• Utilisation d'agents sucrants *évitant le sucre blanc* raffiné ou ses dérivés.

• Choix de *produits frais et vivants,* en évitant les produits de conserve, lyophylisés ou raffinés.

• Choix de *produits intégraux,* de céréales et de graines ayant gardé leurs *qualités germinatives.*

• Grande *variété des produits* employés, permettant un large choix et une adaptation au goût de chacun.

Toutes ces notions sont essentielles, et doivent être respectées autant que possible pour chaque repas. La crème Budwig répond à chacun de ces critères.

Recette de la crème Budwig

– *4 cuillerées à café de fromage blanc maigre (type « Taille fine », séré maigre, blanc battu, yogourt maigre...).*

– *2 cuillerées à café d'huile de première pression à froid riche en acides gras polyinsaturés.*

Battre énergiquement ensemble l'huile et le fromage afin de bien les émulsionner. Ceci peut se faire dans un bol au moyen d'une fourchette ou d'un fouet, ou bien dans un mixer.

Ajouter à ce mélange :

– *le jus d'un demi-citron ;*

– *une banane mûre préalablement écrasée au moyen d'une fourchette, ou deux cuillerées à café de miel biologique non pasteurisé ;*

– *2 cuillerées à café de céréales complètes crues fraîchement moulues ;*

– *1 cuillerée à café de graines oléagineuses complètes fraîchement moulues.*

On peut moudre ensemble les graines et les céréales dans un moulin à café ou, mieux, grâce à un moulin à céréales avec des meules en pierre ;

– *des fruits de saison, entiers ou en morceaux, ou mixés avec le reste du mélange.*

Voici donc la recette originale de cette préparation. Nous reviendrons en détail sur chacun de ces points.
D'ores et déjà, il apparaît que la confection de ce mélange prend plus de temps que les petits déjeuners conventionnels précédemment décrits.
Les substances qui entrent dans la composition de la crème s'oxydent rapidement, et le mélange une fois préparé doit être rapidement consommé.
On voit que la pratique de cette recette soulève plusieurs questions.

Le choix
Nous verrons que la recette de la crème Budwig est souple et se prête au goût de chacun. Chacun peut en effet choisir les ingrédients qui lui conviennent afin d'adapter et de personnaliser la crème.
Mais le choix se trouve également à un autre niveau : abandonner ses anciennes habitudes, qui s'étaient souvent imposées de l'extérieur sans que l'on en devienne pleinement conscient, pour en choisir de nouvelles en toute connaissance, c'est faire acte de maturité. C'est déjà entamer un processus de guérison par la prise en charge que cela implique.

La sensibilisation
La crème Budwig préparée à la maison sensibilise les gens qui la préparent à mieux connaître ses composants. Sans information préalable, beaucoup de personnes ne savaient

pas que l'on pouvait consommer du sarrasin ou de l'avoine...

La responsabilité

Il faut bien ici remarquer que préparer la crème Budwig chaque matin demande un petit effort. Il faut disposer de temps même si, avec l'habitude, ce temps est relativement plus court qu'on pouvait primitivement le supposer. Il faut une détermination que ne demande pas la simple tasse de café matinale. Mais cette obligation, lorsqu'elle est convenablement comprise et acceptée, a rapidement des répercussions favorables sur la santé. Or on est responsable de sa santé. C'est à force d'avoir un comportement irresponsable vis-à-vis de soi-même que l'on finit par tomber malade. Et tomber malade, cela coûte... aux autres !

Valeur nutritive de la crème Budwig

L'analyse pondérale de la recette de base (avec les quantités données ci-dessus) donne les résultats suivants :

Valeur calorique	*265 kcal*
Protéines	*5 g*
Glucides	*32 g*
Lipides	*13 g*
Calcium	*32 g*
Phosphore	*100 mg*
Fer	*1 mg*
Sodium	*79 mg*
Potassium	*343 mg*

Magnésium	*47 mg*
Vitamine A	*8,2 UI*
Vitamines B	*0,32 mg*
Vitamine C	*21 mg*
Niacine	*0,71 mg*

(Nutrition and Diet Analysis System/F Processor II.)

La calorie alimentaire est la quantité de chal qui est nécessaire pour chauffer un ki gramme d'eau de un degré centigrade. Ainsi a pu déterminer l'équivalent calorique diverses substances : 1 gramme de protéin équivaut à 4,1 calories, 1 gramme de graiss correspond à 9,3 calories, et 1 gramme sucre est équivalent à 4,1 calories.
Sur le plan purement matériel, on dc remarquer la faiblesse en calcium du mélang de base. Il faut le prendre en compte chez le enfants en croissance, les femmes enceintes, le femmes en période de ménopause, les sportif de haut niveau...
Cependant cette analyse pondérale n'est pa entièrement significative.

– Chaque ingrédient est difficile à quantifier. Les « cuillerées » sont-elles pleines, bombées, généreuses... Et le résultat final peut ainsi varier dans de grandes proportions.

– Ceci n'est qu'une analyse chimique des matériaux morts qui constituent la recette. Ils ne sont que le squelette qui contient les éléments vivants inquantifiables par une analyse chimique. Ainsi les huiles vierges, les céréales complètes et les fruits apportent-ils plus que leur simple proportion en lipides, glucides et protéines. C'est cette différence qui rend la crème Budwig particulière, par la vie qu'elle contient et qu'elle transmet à l'organisme qui l'ingère.

Le problème des mélanges

Voici où la fameuse recette se trouve le plus critiquable, surtout par les partisans de la dissociation alimentaire.
Il s'agit d'une théorie alimentaire qui peut se résumer ainsi.

Sont incompatibles :

les amidons, avec
les aliments acides,
les protéines animales, surtout maigres,
le lait,
les sucres courts ;

les sucres, avec
les amidons,
les protéines grasses (viandes industrielles),
les fruits acides ;

les protéines, avec
les amidons,
les aliments acides (fruits...),
les sucres ;

les lipides, avec
les acides ;

le lait, avec
le sucre.

Il existe des interactions multiples, soit synergiques, soit antagonistes, entre aliments. Il s'agit donc d'éviter l'association au cours d'un même repas d'aliments incompatibles entre eux. Le non-respect de ces règles entraînerait la formation de chélates inassimilables, indestructibles par les micro-organismes intestinaux et éliminés intégralement dans les fèces.
On voit que, en fonction de cette théorie, la crème Budwig constitue une véritable « bombe alimentaire » car elle associe, à des degrés divers, des aliments réputés incompatibles.
Or il se trouve que la crème Budwig se révèle parfaitement digeste par la plupart d'entre nous, et que lorsqu'elle ne l'est pas, on retrouve souvent une allergie spécifique à l'un de ses constituants (souvent le lait et ses dérivés.)
Alors, comment comprendre de tels faits.

D'abord, la théorie de la dissociation alimentaire n'est qu'une théorie. Et comme telle, elle étudie les réactions chimiques et biochimiques extérieures à l'organisme, pour les projeter à l'intérieur de celui-ci et en tirer des lois alimentaires. Or ce qui se passe dans la réalité, au niveau des processus vivants, est bien loin de l'idée que l'on a des réactions chimiques que l'on observe dans les verreries des laboratoires.

Les céréales utilisées pour la confection de la crème Budwig sont crues. Et on évite d'utiliser des céréales riches en gluten telles que le seigle et le blé. Ainsi, il y a moins d'amidon disponible susceptible de créer des problèmes de combinaisons impropres à une bonne digestion.

Il n'y a donc aucun problème digestif en ce qui concerne les organismes sains, en bonne santé. La théorie des incompatibilités alimentaires pourrait être le reflet d'une certaine réalité en ce qui concerne les individus fragiles dont le système digestif est fatigué, les capacités enzymatiques amoindries. Il est alors possible de choisir une des variantes proposées ci-après. Dans ces rares cas, il est conseillé d'introduire la crème progressivement (comme il est bon de le faire lors de tous changements d'alimentation...).

Les intolérances

Il se peut également que certaines personnes ne tolèrent pas certaines substances qui composent la crème Budwig.

Le lait et ses dérivés

L'intolérence au lactose nécessite l'arrêt de la consommation de lait. Le lactose est le sucre du lait et de ses dérivés. Cette intolérance est liée à la déficience d'une enzyme appelée la lactase qui digère le lactose. On retrouve ce déficit enzymatique chez 95 % des Extrêmes-Orientaux, 80 % des Africains noirs, 40 % des Méditerranéens et des Français du Sud, 20 % des Français du Nord et des Belges, 5 % des Suédois.

Il faut, dans ce cas, éviter de consommer ces

produits. On pourra les remplacer par du lait sans lactose, du tofu frais, du lait de soja ou d'amandes.

Les céréales

Il est important de ne jamais utiliser de mélange de céréales pour confectionner la crème, mais toujours un seul type. Il est bien sûr possible de changer de céréale chaque jour. En n'utilisant qu'une seule sorte chaque jour, il est possible de dépister facilement les éventuelles intolérances à chacune d'entre elles.

On a remarqué que les céréales naturellement riches en gluten comme le *blé* et le *seigle* pouvaient provoquer des troubles digestifs chez certains individus : ballonnements et gaz désagréables. Alors qu'ils ne provoquent aucun trouble chez d'autres personnes.

Les graines oléagineuses

C'est le même problème que précédemment. L'utilisation d'une seule graine oléagineuse chaque jour permet mieux d'apprécier les éventuelles intolérances individuelles.

Les fruits crus

Certaines personnes supportent mal les fruits crus tels la pomme, la poire, ou même la banane. Ils ressentent rapidement des dyspepsies (aigreurs d'estomac), des ballonnements et des flatulences. P. Carton a remarqué que l'intolérance aux fruits crus pouvait être diminuée ou supprimée en choisissant des fruits doux et bien mûris, mais surtout en

utilisant des compotes crues préparées 4 heures à l'avance. Cette compote crue est adoucie par le travail diastasique qui s'accomplit dans les fruits par l'écrasement. On peut ainsi râper les pommes ou écraser les poires et les laisser reposer à l'air 5 ou 6 heures à l'avance. Les bananes ainsi préparées sont rendues plus digestes.
Une autre préparation plus connue est la compote de fruits cuits.

Les variantes

Un des grands avantages qu'offre une préparation comme la crème Budwig est de pouvoir s'adapter aux besoins de chacun. On peut ainsi se confectionner sa « crème Budwig maison » : chaque foyer fabrique une crème qui lui correspond, et qui n'est pas la même que celle d'un autre foyer. Il est donc possible d'apporter des variations personnelles à la fameuse recette originale de Mlle Budwig. Vous constaterez qu'il existe d'infinies possibilités pour l'adapter aux goûts et aux besoins de chacun (voir chapitre 3).

La crème Budwig dissociée
Il est possible de consommer tous les éléments de la crème Budwig de manière séparée. Ainsi, le problème des mélanges se trouve résolu. Mais attention aux oublis !...

La crème Budwig allégée
Il est possible de faire une crème Budwig

« allégée », qui contiendra moins d'aliments et moins de calories !

Le mélange de base ne change pas, mais est réduit en quantité :

Fromage blanc maigre : 2 cuill. café ;

Huile vierge de 1re pression à froid : 1 cuill. café.

Le reste se limite à :

Jus d'un 1/2 citron ;

Une céréale complète moulue : 1 cuill. café ;

Miel ou petite banane.

Les « crèmes Budwig » du commerce

Il est évident que la nouveauté de la recette et l'intérêt commercial ont amené certains commerçants à mettre sur le marché ce que l'on pourrait appeler des « nécessaires à crème Budwig ». En comptant sur la paresse inhérente à chacun, et sur le temps de préparation présumé dissuasif, le calcul risquait d'être lucratif ! C'est ainsi que l'on a vu « fleurir », au Canada, d'innombrables « kits » pour préparer une « crème Budwig », prêts à satisfaire les consommateurs les moins exigents. Il n'y a malheureusement pas eu la possibilité de gérer légalement cette bouffée d'intérêts commerciaux, et le consommateur ne peut que rester perplexe devant la variété et surtout l'aspect des différents produits proposés. Il faut dire que la plupart d'entre eux sont pour le moins « farfelus », et sont à la mesure de l'empressement à mettre rapidement sur un marché florissant un produit concurrentiel.

En Suisse, deux produits seulement sont

disponibles sur le marché, ce qui limite considérablement le choix. Tous deux se présentent sous forme de petits pots prêts à être consommés et sont tout à fait acceptables. Leur mise au point a été soigneusement contrôlée par la doctoresse Kousmine.

Il faut dire que, dans les crèmes commerciales, il n'est pas toujours possible de connaître précisément les composants du mélange. Sur le plan nutritionnel, cette préparation est difficile à contrôler. Enfin, les impératifs de fraîcheur et de conservation posent quelques problèmes aux fabricants et à leurs distributeurs.

Cette préparation peut cependant correspondre à certains besoins : débutants voulant se familiariser avec le goût nouveau de la crème, personnes pressées qui ne veulent pas se procurer les ingrédients pour se confectionner leur propre crème, situations de dépannage occasionnel.

Mais une telle crème ne peut remplacer à long terme la crème faite chez soi, fraîche et toujours adaptée à ses préférences et à ses besoins.

Enfin, la consommation de crèmes toutes faites coûte pratiquement le double de ce que reviendrait une crème maison.

Crème Budwig à l'œuf

Il est possible d'ajouter à la recette originale de la crème le jaune d'œuf frais, qui sera mélangé avec le reste des ingrédients. Introduit dans la crème chaque jour ou un jour sur deux, le jaune d'œuf apporte au mélange des compléments protéiques et minéraux de première importance, en particulier le fer. Ceci se trouve particulièrement indiqué pour les sujets fatigués, convalescents ou anémiques.

Crème Budwig au pollen
Le pollen est un élément particulièrement intéressant. Il contient les vingt acides aminés essentiels, de nombreuses vitamines (dont la vitamine C : 6 %, et la vitamine PP : 2 %), deux hormones de croissance (auxone et gibbérelline) et des substances bactériostatiques. Il s'associe bien à la recette de la crème Budwig, qu'il complète sur le plan protéique et énergétique. Les enfants en période de croissance, les femmes enceintes, les sportifs en bénéficieront.

Crème Budwig à l'argousier
Pour les petits, il est possible de sucrer la crème Budwig avec du sirop d'argousier, au lieu d'utiliser le miel. L'argousier est un buisson épineux dont les fruits sont les plus riches en vitamine C. Le sirop peut en contenir jusqu'à 25 ou 30 milligrammes par cuillerée à soupe. La consommation régulière de vitamine C naturelle renforce la résistance des enfants pendant la période hivernale.

Quelques variantes personnalisées

Variante A

huile de lin	1 cuillerée à café
yaourt bifidus	2 cuillerées à soupe

orge ou avoine moulues	1 cuillerée à café
noix du Brésil moulues	1 cuillerée à soupe
banane ou kiwi	1 fruit
Variante B	
huile de carthame	2 cuillerées à café
yaourt nature	3 cuillerées à soupe
avoine moulue	2 cuillerées à café
graines de tournesol	1 cuillerée à café
sirop d'argousier	1 cuillerée à café
jus d'orange	1 cuillerée à soupe
raisins secs	1 cuillerée à soupe
miel	2 cuillerées à café
Variante C	
huile de tournesol	1 cuillerée à soupe
blanc battu à 0 %	2 cuillerées à soupe
pêche et pomme	1 fruit de chaque
raisins secs	2 cuillerées à café
sarrasin moulu	2 cuillerées à café
sésame moulu	1 cuillerée à café
Variante D	
huile de lin	1 cuillerée à café
petits-suisses	2 parts
millet moulu	2 cuillerées à café
amandes moulues	1 cuillerée à café
banane et pêche	1 fruit de chaque
raisins secs	2 cuillerées à café
Variante E	
huile de tournesol	2 cuillerées à café
tofu frais	4 cuillerées à café
noisettes moulues	2 cuillerées à café
kasha moulu	2 cuillerées à café

miel	2 cuillerées à café
jus de citron	1 cuillerée à café
poire	1 fruit

Les variantes peuvent ainsi se multiplier au gré de l'imagination de chacun, pour le plus grand plaisir de la famille.

Chapitre 3

Les groupes d'aliments dans la crème Budwig

Les crèmes Budwig que chacun compose peuvent être bien différentes. C'est une des caractéristiques de la recette de pouvoir s'adapter au goût de chacun. Beaucoup de variétés d'aliments peuvent entrer dans sa composition, mais attention aux erreurs. Nous allons analyser les divers types de produits qui peuvent être employés pour chaque groupe.

Le fromage blanc maigre

Son principal rôle est de donner une certaine consistance (et, quelquefois, une consistance certaine !) à la crème ; il sert de liant. Il permet également d'émulsionner l'huile (ce qui est indispensable pour l'huile de lin), et apporte un peu de calcium.

Le fromage blanc, débarrassé de ses graisses saturées, est regraissé par des huiles non saturées d'origine végétale.

Il existe de nombreuses variétés de fromages blancs :

Fromage blanc à 0 %
Séré maigre
Blanc battu à 0 %
Faisselle maigre
Petit-suisse
Quark (Canada)
Cottage cheese (Angleterre)
Ricotta magra (Italie)
Requeijão (Portugal)

Ils ne sont ni cuits, ni affinés, et n'ont subi que la fermentation lactique et l'égouttage. Très riches en eau (80 %), ils sont faciles à digérer car ils contiennent peu ou pas de matières grasses.

Ils constituent un apport de protéines animales qui sont plus facilement assimilées que les protéines végétales. Ces produits du commerce sont en général simplement pasteurisés, donc peu chauffés, ce qui ne détruit pas complètement la lysine, acide aminé essentiel.

Malheureusement leur teneur en calcium est faible. En effet, la fermentation lactique provoque le caillage. Elle entraîne une perte de minéraux associés à la perte du petit-lait. Il en résulte une valeur moindre en calcium. On ne peut donc pas considérer ce fromage comme étant la principale source d'apport calcique de l'alimentation. Un verre de lait apporte environ 320 mg de calcium, alors que la même quantité de fromage blanc ne représente que le quart en apport calcique. La quantité de fromage blanc entrant dans la composition de la crème Budwig est relativement faible, et il faudra penser à compléter l'apport en calcium chez les enfants en croissance, et les femmes à la ménopause, ce complément pouvant se faire soit par le lait écrémé, ou les graines de sésames entières, les noix, les amandes, les noisettes, les figues sèches et les légumineuses.

Le yogourt

Certains préfèrent utiliser le yogourt, bien que plus acide que le fromage blanc. Le yogourt est préparé à partir de lait préalablement porté à ébullition, dans lequel on ajoute une culture bactérienne nécessaire à la fermentation lactique. Cette richesse en ferments est intéressante pour l'équilibre microbien de la flore intestinale. Il contient également lactose et lactase, ce qui le rend plus digeste, et favorise l'absorption du calcium et du magnésium. Il contient plus de calcium que le fromage blanc, et sa teneur en éléments nutritifs est proportionnelle à la valeur nutritive du lait avec lequel il est fabriqué.

Le yogourt nature est bien équilibré en protéines (4 à 7 %), en lipides (1 à 4 %), en glucides (6 à 8 %), en vitamines, en minéraux variés.

Mais le principal intérêt des dérivés du lait est d'apporter au tube digestif certaines bifidobactéries favorisant la fermentation bactérienne acide (et non la putréfaction). Confirmant les travaux de Hayem qui avait découvert le rôle anti-putride de l'acide lactique, Mentchnikoff a montré l'intérêt des ferments lactiques pour lutter contre les troubles consécutifs aux putréfactions intestinales excessives. L'idée synthétique de ces travaux est que l'harmonie de la flore intestinale permet une bonne assimilation et un bon équilibre du transit. S.E. Gilliand a récemment montré que la consommation régulière de lacto-bacillus a une action anti-cholestérol très significative, la flore pouvant modifier l'absorption du cholestérol alimentaire. Enfin, les études récentes de C. Simone en Italie et de D. Lemonnier à l'hôpital Bichat ont clairement montré que l'ingestion de yogourt enrichi en bacilles lactiques renforce chez l'être humain à la fois les défenses immunitaires locales et générales, spécifiques et non spécifiques. C'est la première fois que l'on établit une relation directe entre la flore vivante d'un aliment fermenté et le renforcement des défenses immunitaires.

L'arrivée récente sur le marché de yogourts « enrichis » au bifidus va dans ce sens. Quelle que soit la souche envisagée *(Bifidobactérium Lomgum, Lactobacillus casei, Lactobacillus de type K - Klein-Leucat),* les effets bénéfiques de ce type de yogourts ne sont développés qu'à deux conditions :

– que la flore vivante dans le yogourt se trouve à une concentration suffisante. Or la concentration habituelle d'un yogourt en germes vivants n'excède généralement pas 10 millions de bactéries par millilitre ;

– que cette flore s'implante effectivement dans l'intestin, et ne soit pas détruite par les sucs de

l'estomac. Le bacille Bulgare, ferment principal du yogourt classique, cultivé à 45°, est détruit au niveau de l'estomac et n'agit dans l'intestin que comme agent acidifiant.
Les préparations industrielles actuellement sur le marché ne répondent donc pas encore à ces deux conditions. Mais certains producteurs arrivent à produire, en petites quantités, des « yogourts-médicaments » où la quantité de germes vivants atteint 450 millions par millilitre de yogourt. Le lactobacillus de type K, en particulier, a la propriété de rester vivant dans l'intestin humain, et rétablit l'équilibre de la flore de manière très rapide.

Le tofu
Le tofu frais peut être utilisé en remplacement des produits dérivés du lait. Cela est particulièrement conseillé en cas d'intolérance au lait. Le tofu est le seul fromage d'origine végétale. Il est fabriqué à partir de la graine de soja : la composition de cette graine, particulièrement riche en protéines et en huiles poly-insaturées, est très nutritive. Elle peut être utilisée avec avantage pour faire la crème Budwig. Sa composition : protéines (8 à 9 %) y compris la lysine, glucides (1 à 2 %), lipides (4 à 5 %) avec un fort pourcentage de lécithine, calcium (125 mg/100 g).

Les laits végétaux seront décrits en détail au chapitre 4, dans le paragraphe des allergies. Se référer à ce chapitre pour leur description.

Les huiles

C'est le point essentiel de la recette. L'utilisation d'une huile vierge de première pression à froid riche en acides gras poly-insaturés est capitale.

Les trois acides gras importants sont, pour l'homme :

– l'acide oléique (mono-insaturé dont la chaîne biochimique contient une double liaison), présent dans l'huile d'*olive ;*

– l'acide linoléique (di-insaturé dont la chaîne biochimique possède deux doubles liaisons – appartenant à la série oméga 6) qui se trouve surtout dans les huiles de *carthame* et de *tournesol ;*

– l'acide alpha-linolénique (tri-insaturé dont la chaîne biochimique contient trois doubles liaisons – appartenant à la série oméga 3), présent dans l'huile de *lin*.

C'est à partir de ces deux derniers que l'organisme normal est capable de synthétiser les homologues supérieurs indispensables (acide gamma-linolénique et acide di-homo-gamma-linolénique, précurseurs des prostaglandines) que l'on trouve naturellement dans l'huile de *bourrache* et dans l'huile d'*onagre* (respectivement).

Les caractéristiques des huiles vierges pressées à froid

Une huile crue, naturelle, vivante, se doit de correspondre aux impératifs suivants :

– émaner de graines parfaitement mûres, non traitées et provenant toujours de la dernière récolte ;
– les graines entières ne doivent pas être soumises (pour être séchées en bain-marie) à des températures excédant 30° à 35° ;
– les graines doivent être pressées à froid, une seule fois, sans autre élévation de température que celle générée par le procédé lui-même (environ 40°) ;
– l'huile doit subir une décantation normale d'environ 24 à 48 heures, être filtrée sur papier (et non sur amiante) ;
– elle ne doit être ni raffinée, ni neutralisée ;
– elle ne doit pas être mélangée ;
– elle doit être conditionnée en récipients étanches à l'air et à la lumière, et remplie à ras bord.

Une telle huile méritera le qualificatif « crue et naturelle » et présentera les caractéristiques suivantes :
– goût spécifique de la graine dont elle est issue ;
– teneur intacte en acides gras essentiels ;
– teneur intacte en vitamine E dans une fourchette de 25 à 30 mg par 30 g d'huile ;
– présence de tous ses éléments aromatiques ;
– teneur optimale en lécithine ;
– radioactivité nulle (2 Becquerels par litre au maximum).

Ces huiles contiennent donc les éléments nutritifs vivants qui n'ont pas été détruits par la chaleur : vitamine E, lécithines, phospholipides, carotène. De plus, les acides gras essentiels qui les composent n'ont pas subi de modification de leur molécule par la chaleur, et sont restés biologiquement actifs (la chaleur provoque le passage de la forme *cis* à la forme *trans,* biologiquement inactive).

SEULES LES HUILES CORRESPONDANT AUX CRITÈRES « HUILE VIERGE DE PREMIÈRE PRESSION › A FROID » PEUVENT ÊTRE UTILISÉES POUR LA COMPOSITION DE LA CRÈME BUDWIG.

Les diverses huiles

Parmi les huiles qui peuvent entrer dans la composition de la crème, citons les principales.

Huile de lin

C'est l'huile qui convient le mieux pour la crème Budwig. Mais attention, l'huile de lin ne peut être consommée que sous une forme émulsionnée avec du fromage blanc ou ses équivalents ! Sa richesse particulière en acide alpha-linolénique en fait un élément « thérapeutique » absolument irremplaçable.

Mais, à cause de sa fragilité, de sa propension à s'oxyder et à rancir rapidement, elle est susceptible de former des radicaux libres dangereux (voir plus loin « le problème des huiles vierges »). Pour ces raisons, l'huile de lin alimentaire est interdite en France. On pourra, à défaut, la remplacer par une des huiles suivantes, et en particulier par l'huile de tournesol, de carthame ou de germes de blé.

Huile de tournesol
Riche en acide linoléique (65 %) et pauvre en acide linolénique (1 %). Son goût parfois très marqué se remarque dans le mélange et peut déplaire aux enfants.

Huile de carthame
Riche en acide linoléique (76 %) et très peu en acide linolénique (0,5 à 1 %), c'est une excellente huile. Elle convient bien pour la recette de la crème, car elle est pratiquement insipide.

Remarque : Lorsque l'alimentation fait partie d'un traitement, le remplacement de l'huile de lin par l'huile de tournesol ou l'huile de carthame ne peut être considéré que comme un mauvais compromis. La richesse particulière de l'huile de lin en acide alpha-linolénique la rend irremplaçable. Dans ce cas, il faudra compléter l'apport d'acides gras de l'alimentation par des gélules d'huile d'onagre et/ou de bourrache afin de combler la carence entraînée par le manque d'huile de lin.

Huile de germes de blé
Elle contient 8 % d'acide linolénique et 60 à 65 % d'acide linoléique selon les marques, ce qui la rend parfaitement équilibrée.

Huiles de soja, de pépin de raisin, d'œillette
Ces huiles sont dites « siccatives » (de siccus : sec), donc irritantes pour les muqueuses. L'huile de pépin de raisin est la plus siccative

de toutes. Bien que jouissant de certaines qualités, elles sont déconseillées dans la recette.

Huile de noix
De saveur prononcée, elle est de conservation difficile car elle rancit rapidement. Elle est riche en acide linoléique (60 %).

Huile de sésame
De couleur ambrée et de consistance épaisse, cette huile est stable et rancit peu. Acide oléique : 42 % ; acide linoléique : 41 %.

La digestibilité des huiles vierges

Les huiles vierges sont très digestes. La presque totalité de leurs acides gras sont rapidement absorbés et assimilés par notre organisme. Les acides gras non saturés sont assimilés plus rapidement que les acides gras saturés. C'est la chaleur qui rend les huiles indigestes. En fonction de leur point de fumée, elles produisent une substance irritante, appelée « acroléine », qui perturbe les fonctions digestives. La friture ne convient pas à notre santé !

Le problème des huiles vierges

L'étiquette ne mentionne malheureusement ni la date de la pression, ni la teneur exacte en types différents d'acides gras insaturés, ni en vitamine E.

Ces huiles sont *contre-indiquées pour la cuisson,* car elles ne supportent pas la chaleur élevée (la meilleure huile de cuisson reste l'huile d'arachide raffinée !).

Tableau du contenu moyen des huiles vierges en acides gras

(exprimé en pourcentage)

	Saturés	*Mono-insaturés*	*Linoléique (oméga 6)*	*Linolénique (oméga 3)*
Lin	11	25	15	49
Tournesol	12	22	65	1
Carthame	10	13	76	1
Germes de blé	15	15	62	8
Noix	9	17	60	14
Soja	16	24	53	7
Colza	8	62	20	10
Olive	16	74	10	0
Arachide	20	50	30	0
Amande	9	70	21	0
Coprah (noix de coco)	95	5	0	0
Courge	19	35	46	0,1
Maïs	13	30	57	0
Noisette	8	86	6	0
Pavot	12	14,5	72	1,5
Palme	47	43	8	2
Palmiste	83	14	0,5	2,5
Sésame	16,5	42	41	0,5

Leur coût est plus élevé que celui des huiles raffinées. Leur rancissement est rapide sous l'action combinée de l'air, de la chaleur et de la lumière. Il s'accompagne de modification de la saveur et de l'odeur de l'huile. Mais la modification de l'odeur des huiles végétales est plus difficile à percevoir que pour les graisses animales, et même si l'huile n'a pas une odeur rance évidente, cela ne signifie pas que le mécanisme de rancissement n'ait pas débuté.
La rapidité de leur dégradation est fonction du degré d'insaturation des acides gras qui les composent. La vitesse d'oxydation de l'acide linolénique est deux fois plus élevée que celle de l'acide linoléique. L'huile de lin est donc la plus fragile des huiles vierges. Le principal effet négatif de cette dégradation est la formation de peroxydes. Les peroxydes présentent des caractères toxiques même à petites doses. Pendant leur formation (c'est le processus du rancissement), il y a production de radicaux libres susceptibles d'endommager les tissus.
Mais les qualités nutritionnelles des huiles vierges les rendent irremplaçables, et leur consommation ne nous fait encourir aucun risque si on respecte les précautions dc conservation simples qui sont les suivantes.

On évite l'oxydation trop rapide des huiles vierges de première pression à froid en général et de l'huile de lin en particulier par :

– LA CONSERVATION DE L'HUILE A L'ABRI DE LA LUMIÈRE (LE CONTENANT DOIT ÊTRE OPAQUE, ET IMPERMÉABLE AUX ONDES COURTES ÉMISES PAR LES NÉONS) ;

– LA CONSERVATION IMPÉRATIVE DE LA BOUTEILLE AU RÉFRIGÉRATEUR (A 4°), UNE FOIS OUVERTE ;
– LA CONSOMMATION RAPIDE DE LA BOUTEILLE UNE FOIS OUVERTE (L'HUILE DE LIN, PAR EXEMPLE, EST VENDUE EN PETITS BIDONS DE 250 ML ET DE 500 ML). UN BIDON OUVERT SE CONSERVE ENVIRON 4 A 5 SEMAINES.
(Voir *Annexe*.)

Le citron

Originaire d'Extrême-Orient, le fruit du citronnier fut introduit en Europe vers le XIIe siècle. Ce fruit ovoïde pèse entre 130 et 150 g et renferme 5 à 10 % d'hespéridine (pulpe blanche du zeste) et de la limoline (dans les pépins).
Le citron est riche en vitamine C (40 à 50 mg pour 100 g), en vitamine B et P, en carotène et en provitamine A. Il contient beaucoup de sels minéraux : potassium, calcium, fer, phosphore, sélénium, silice, manganèse, cuivre, magnésium et soufre.
C'est le plus acide des agrumes. Sa richesse en acides organiques faibles (ac. citrique, ac. tartrique et ac. malique) est connue. Du point de vue chimique, l'acide citrique est un triacide qui présente une potentialité acide bien supérieure à celle des autres acides organiques. Mais sur le plan diététique, le citron se comporte comme un alcalinisant (voir mon ouvrage : *Acide-base, une dynamique vitale,* aux Editions des Trois-Fontaines). L'acide citrique qu'il contient est rapidement neutralisé

par oxydation, et éliminé sous forme d'acide carbonique par les poumons (grâce à l'anhydrase carbonique des érythrocytes). Et sa richesse minérale (surtout les carbonate de potassium, carbonate et bicarbonate de calcium) apporte à l'organisme des bases propres à neutraliser un excès d'acidité tissulaire. Ainsi, par son pouvoir alcalinisant, il favorise la fixation du calcium et des autres sels minéraux, dissout les concrétions arthritiques.
On lui reconnaît des propriétés antiseptiques, bactéricides, vermifuges, toniques, hémostatiques, hypotensives, anti-scorbutiques. C'est un détoxicant pour les tempéraments sanguins et congestifs.
Comme tous les agrumes, il est souvent traité au diphényl, mais, dans ce cas, l'emballage, ou la peau, doit comporter une marque indicative. C'est un excellent anti-oxydant qui, dans la crème Budwig, empêche la pulpe des fruits (pomme, poire...) de noircir trop vite au contact de l'oxygène de l'air.

La banane ou le miel

Les fruits achetés dans la presque totalité des magasins d'alimentation sont cueillis verts et transportés par bateaux dans des cales frigorifiques où la température ne dépasse pas 12°. Les bananeraies d'où elles proviennent, que ce soit du Cameroun ou des Antilles, sont traitées chimiquement par du HCH (hexachlorocyclohexane). Avant leur départ et pour pouvoir supporter leur transport, les bananes

sont plongées dans des bains de thiabendazole, de tensioactifs et d'antimoussants. Elles subissent des pulvérisations d'Imazalil ou de nitrate d'Imazalil. Arrivées au port, elles sont encore vertes. Elles subissent alors un traitement de chaleur, d'humidité et de gaz éthylène afin de mûrir et d'être livrées aux consommateurs.
Ainsi traitée, la banane est très indigeste ! Les artifices utilisés pour ralentir son mûrissement dans un premier temps, et l'accélérer ensuite, empêche la transformation naturelle de l'amidon en sucres assimilables (fructose). Mais il n'existe pas de bananes biologiques...
Pourtant, la banane est riche en glucides, en potassium, en fer, en magnésium et en vitamine B6. C'est un excellent apport pour la préparation de la crème, mais elle n'est pas indispensable dans le mélange. C'est un très bon agent sucrant si elle est préalablement écrasée à la fourchette, afin de permettre la transformation des amidons en sucres par oxydation. On l'évitera cependant en cas de constipation car elle est pauvre en cellulose.

Le miel

Certains lui préfèrent le miel. Il est riche en minéraux (calcium, magnésium, manganèse, potassium, soufre, fer) et vitamines (B1, B2, B3, B5, B6, B8, B9). C'est un reconstituant de premier choix. Il contient de l'acide formique, antiseptique et anti-rhumatismal.
Mais il faut que le miel provienne de ruches placées dans des vergers non traités ou dans des régions ne recevant ni insecticides, ni

pesticides. Les abeilles sont très sensibles aux traitements chimiques.
Le chauffage est utilisé pour le pasteuriser. Or cette opération détruit les vitamines (à 40°), les minéraux (à 50°) et les levures qui font du miel un aliment vivant. Mais il existe encore de nombreux apiculteurs offrant des miels de très bonne qualité, extraits et filtrés à froid, non chauffés et non pasteurisés.

Les céréales

C'est peut-être là le point le plus important concernant la crème Budwig (avec les graines oléagineuses et les noix, qui seront décrites au paragraphe suivant). Ce sont en effet les sources d'énergie les plus intéressantes de tous les éléments entrant dans la composition de la crème, sous réserve cependant que les grains soient entiers, et qu'ils aient gardé leur capacité germinative (c'est-à-dire qu'ils n'aient pas été irradiés !).
Elles ne doivent pas être raffinées. La principale source de vitamines et d'oligo-éléments provient en effet de la coque (ou son) et du germe de la céréale (qui contiennent plus de 70 % des vitamines et des oligo-éléments). Par le processus du raffinage (ou blutage), ces deux parties vitales sont séparées et éliminées, et il ne reste que le noyau d'amidon (ou endosperme) qui est pauvre en éléments nutritifs. Les céréales raffinées ont une faible valeur nutritive.
Il est ensuite essentiel que les céréales aient

gardé leurs capacités germinatives. L'inconvénient qui en découle est d'avoir la surprise de trouver quelquefois des blattes dans les paquets de céréales complètes biologiques ! Cela peut non seulement déconcerter, mais dégoûter les consommateurs novices de ces produits. Il faut en effet savoir que les céréales complètes de qualité biologique contiennent parfois (cela dépend surtout du type de céréale) des œufs d'insectes dans les paquets. C'est normal. Si ces paquets sont gardés dans des conditions de chaleur et d'humidité propices à l'éclosion, celle-ci se produit. C'est là une garantie de qualité, car les insectes ne choisissent pas pour pondre des céréales traitées ou raffinées, mais il est clair que cela pose quelques problèmes aux commerçants mettant ces produits à la disposition des consommateurs (distribution, stockage...). Il est donc généralement conseillé de consommer rapidement les céréales complètes de qualité biologique, et de les conserver dans un endroit frais et sec, ou au réfrigérateur.

Pour pallier cet inconvénient commercial, certains industriels de la diététique ont choisi d'irradier les paquets de céréales. Les œufs ainsi irradiés sont tués et ne se développeront plus, mais les céréales ont perdu leurs propriétés germinatives. Elles ne pousseront plus ! Or la graine est le projet de la plante. « Une plante qui grandit, sans que dans sa fleur se forme un fruit, ne vit qu'une fois. C'est dans le germe qu'elle peut poursuivre son évolution. » (Rudolph Steiner.) Et cette capacité germinative est le reflet de l'activité potentielle d'une force impondérable et essentielle appelée « corps de vie » (ou corps éthérique) contenue dans la graine. L'irradiation la détruit irrémédiablement, et il ne reste plus de la graine ainsi traitée que son cadavre minéral. Par ce traitement, la graine est rendue artificiellement semblable aux flocons de céréales, certes riches en minéraux, mais morts. Or l'un des principaux intérêts de la crème Budwig est d'utiliser dans sa recette des céréales complètes pouvant germer, donc vivantes. Et c'est certainement là que résident les propriétés thérapeutiques de la crème que nous verrons plus loin. Il est important d'être très vigilant sur ce point. Plus le mélange comporte d'éléments réellement vivants, plus il apporte à l'organisme les moyens de développer des forces de guérison.

Pour savoir si les céréales que vous achetez ont été irradiées, essayez de faire germer les graines. Vous pourrez ainsi connaître les marques qui offrent aux consommateurs des céréales saines.

Le meilleur moyen de conservation semble être la conservation sous vide. Un vide poussé provoque en effet l'éclatement des œufs qui pourraient parasiter les grains.

La composition des céréales

Sur le plan physique, les céréales sont d'importantes sources de fibres, de sucres lents sous forme d'amidon (60 à 80 %), de protéines (10 à 20 %), de lipides (1 à 8 %), de vitamines

du groupe B, de minéraux (surtout fer et phosphore).
Mais les protéines des céréales sont incomplètes. Elles sont déficientes en certains acides aminés dits essentiels (car nous sommes incapables de les fabriquer nous-mêmes), et, dans le cas de régimes végétariens stricts, il faut compléter par d'autres sources de protéines (noix, légumineuses, en particulier). La valeur des protéines dépend en effet de la qualité et de la quantité des acides aminés qu'elles contiennent. Or les protéines des céréales manquent de deux de ces acides aminés dits essentiels : la lysine et le tryptophane.

Les diverses céréales

Parmi les céréales les plus utilisées, nous trouvons :

L'avoine

Cette céréale très riche en phosphore organique, en amidon et en vitamines du groupe B, est digeste et fortifiante. Son principal inconvénient est sa richesse en acide phytique qui peut entraver l'absorption du calcium si elle est consommée en trop grande quantité. Elle contient également de l'avénose, substance excitante qui donne force et vigueur aux muscles, et appréciée des éleveurs de chevaux. Les personnes nerveuses doivent s'abstenir d'en faire usage en grande quantité. L'avoine stimule la thyroïde et sa consommation se trouve particulièrement indiquée pendant les saisons froides. Recommandée aux asthéniques

physiques et intellectuels, elle convient parfaitement aux enfants, surtout en période de croissance. Ses qualités diurétiques la rendent favorable aux azotémiques. Les diabétiques bénéficieront de ses vertus hypoglycémiantes.
Elle rentre avec bonheur dans la composition de la crème, où sa digestibilité et son goût sucré (richesse en amidon) lui donnent une place intéressante. L'avoine convient bien aux personnes souffrant de constipation.

Le sarrasin
Le sarrasin, ou blé noir, ou kasha (lorsqu'il est grillé ou mondé), est originaire d'Extrême-Orient. C'est une céréale très nutritive qui contient 60 % d'amidon, 10 % d'albumine et 8 % de graisses. Ses richesses minérales sont grandes : calcium, sodium, magnésium, phosphore, fer et fluor. Entre autres propriétés, il a celle de fortifier et d'assouplir les vaisseaux grâce à sa richesse en vitamine P (rutine) et en bioflavine.
Le sarrasin est une céréale sucrée de goût particulier qui peut déplaire à certaines personnes qui préfèrent l'éviter. Par sa richesse exceptionnelle en nombreux éléments nutritifs, il est cependant vivement conseillé de l'utiliser pour préparer la crème. Il convient particulièrement aux personnes ayant tendance aux diarrhées.

L'avoine et le sarrasin sont deux céréales qui conviennent très bien aux enfants en bas âge. Elles sont douces et peu irritantes pour leur système digestif.

Tableau comparatif des apports

(Les chiffres correspondent à

	Avoine	Millet
Protides	12	11
Lipides	5	4
Glucides	60	68
Cellulose	10,3	5
Valeur calorique	333	352
Soufre	200	125
Phosphore	400	320
Chlore	42	19
Sodium	2	
Potassium	430	300
Magnésium	150	160
Calcium	65	30
Fer	5	4,2
Zinc	2	1,6
Cuivre	2	0,30
Manganèse	5	3
Vit. B1	0,50	0,50
Vit. B2	0,15	0,20
Vit. PP	1,5	3,5
Vit. B5	1,25	1
Vit. B6	0,45	0,5
Vit. E	3	
Provit. A		0,30

NOTE : les valeurs concernant le blé et le seigle, déconseillés pour la préparation de la crème Budwig, n'ont pas été transcrites ici.

nutritifs des diverses céréales

100 g de chaque céréale)

Orge	Riz	Sarrasin	
11	8	10,5	(en gramme)
2	1,2	2,2	
66	77	62	
5,5	1,2	11,7	
326			(en milligramme)
152	120	145	
345	170	310	
50	45	30	
5	2	5	
500	280	160	
155	105	215	
55	45	90	
4	1,70	1,10	
2,45	0,50	1	
0,6	0,40	0,60	
1,55	1,5	1,50	
0,50	0,35	0,50	
0,16	0,08	0,30	
5,4	4,50	3,10	
0,9	1,20	1,10	
0,3		0,30	
1,2			
0,1			

L'orge

Bonne céréale rafraîchissante, l'orge vient en troisième position pour le choix des céréales propices à la fabrication de la crème Budwig. Il faut préférer l'orge « mondé » (graine débarrassée de son enveloppe) à l'orge « perlé » (graine dépouillée de son écorce et blanchie puis polie mécaniquement), qui est privé de certaines substances nutritives. Par sa richesse particulière en phosphore, l'orge fortifie les cellules nerveuses et se trouve indiqué aux personnes déprimées et aux enfants en période de croissance, ou de surmenage scolaire. Il apporte également des quantités non négligeables de fer, de magnésium et de potassium. Il est enfin conseillé aux personnes diabétiques ainsi qu'aux femmes en période d'allaitement car il favorise la lactation.

Le millet

Céréale peu utilisée (beaucoup de gens pensent qu'elle est uniquement réservée aux oiseaux !), elle possède pourtant des propriétés intéressantes. C'est la céréale la plus riche en vitamine A. Elle est également riche en silice (acide silicique), en fluor, en manganèse et en vitamines du groupe B. Elle est moins « échauffante » que l'avoine. Sa composition chimique lui donne des qualités nutritives et vitalisantes. Son emploi est donc intéressant pour les sportifs, les convalescents, les personnes fatiguées et la femme en période de grossesse.

Le riz complet

C'est un aliment très nutritif et très sain. Riche en hydrates de carbone (80 %), le riz complet contient des graisses (1,95 %), des matières azotées (8 %) et des substances minérales aussi nombreuses que variées. Le riz est parfois considéré comme constipant, alors que c'est seulement son eau de cuisson qui est astringente et responsable d'un éventuel effet constipant. C'est une céréale secondaire qui est moins intéressante pour entrer dans la composition de la crème. C'est plutôt ici une affaire de goût personnel.

Le blé et le seigle

Ces deux dernières céréales sont trop riches en gluten, et peuvent poser des problèmes de digestion à certaines personnes sensibles (gaz, ballonnements...). Mieux vaut s'en abstenir pour faire la crème Budwig, à moins que par expérience ces céréales conviennent à certains.

La mouture

La mouture est importante. L'expérience montre qu'il vaut mieux utiliser un moulin à céréales pour transformer les graines en farine fraîche.

Un moulin à café classique possède des lames en acier tranchantes qui tournent à grande vitesse. Celles-ci arrivent à « fondre » certaines céréales tendres lors de leur mouture, par élévation trop importante de la température. Il se forme alors une sorte de pâte qui colle au

fond du moulin, qu'il faut décoller au couteau. Cette pâte est particulièrement indigeste.
Un moulin à céréales possède des meules en pierre qui tournent lentement et respectent les éléments vivants qui lui sont soumis. Le mélange final s'en ressent considérablement, tant au niveau du goût que de la digestibilité.
Les céréales seront moulues juste avant la préparation de la crème. Une fois moulue, la farine s'oxyde rapidement à l'air et perd peu à peu ses qualités vitaminiques. Il serait donc dommage de faire l'effort de préparer sa crème chaque matin et d'en perdre le bénéfice en utilisant des éléments qui ne sont plus frais.

Les mélanges

Les mélanges de céréales sont fortement à éviter. N'utiliser qu'une céréale par jour permet de la tester et de connaître sa sensibilité personnelle vis-à-vis de celle-ci. Deux céréales mélangées peuvent ne pas convenir, alors que chacune d'elles prise séparément convient parfaitement. On trouve cependant dans les commerces spécialisés des mélanges tout prêts à l'emploi, contenant parfois jusqu'à sept céréales mélangées. C'est une erreur car « à vouloir trop gagner, on risque de tout perdre ! ».

Digestibilité des céréales crues

Les céréales sont peu concentrées en matières grasses, et, à part le cas particulier du blé et du seigle, elles sont de digestion aisée et rapide. Il faut cependant respecter les quantités prescrites dans la recette, car tout excès peut être responsable de maldigestion. Les amidons se transforment en sucres simples rapidement assimilables. Les sucres complexes sont d'absorption plus lente (ils sont appelés « sucres lents ») et favorisent une sensation de satiété bénéfique qui prévient du grignotage.

Les céréales germées

La germination des céréales présente des avantages certains. Elle augmente considérablement leur rendement nutritionnel, et les rend plus digestes. Mais il faut s'organiser pour la germination des différentes graines, ce qui développe patience, régularité et organisation... Les enfants se font toujours une joie d'observer le début de la métamorphose de la plante que représente la sortie du germe, et c'est un bon moyen de leur faire participer activement à la préparation de leur petit déjeuner. La germination peut être intéressante pour des céréales comme le blé ou le sarrasin par exemple. En effet, ce processus rend plus digeste le premier, et modifie agréablement le goût du second. Mais la germination du blé ne devra pas être trop poussée, car le grain prend rapidement une saveur herbeuse qui peut être désagréable.

Les graines oléagineuses

Les graines oléagineuses sont riches en corps gras et en protéines. Elles sont également riches en vitamines du groupe B, en calcium, en phosphore, en potassium et en fer.

Les graines oléagineuses comme les noix forment un groupe d'aliments particulièrement intéressant pour les éléments nutritifs qu'il contient. Mais il est très calorique, et il faut se méfier des kilos vite pris car les noix deviennent vite des gourmandises !
Une petite quantité prise quotidiennement et régulièrement dans la crème Budwig apporte des acides gras essentiels et de la vitamine E. On peut changer de graine chaque jour, ce qui varie agréablement le goût de la crème.
Parmi les graines et les noix les plus utilisées :

Le lin
Il est particulièrement riche en vitamine F et en mucilages. Ces substances agissent en augmentant le volume des matières intestinales, et luttent ainsi contre la constipation.
Les lignanes sont présents dans de nombreuses plantes, et surtout dans les graines de lin. Ce sont des glycosides formés d'une chaîne biochimique assez compliquée qui a quelque analogie avec des oestrogènes synthétiques (stilbestrol). Un certain nombre de lignanes de plantes ont la réputation d'avoir des effets anticancéreux, antiviraux, antibactériens, antifungiques et insecticides, effets qui bénéficient aussi bien aux plantes qu'aux hommes qui les utilisent. On sait maintenant que les bactéries coliques humaines sont capables de couper la liaison glycosidique et de transformer les lignanes en composés plus proches des stéroïdes hormonaux femelles : entérolactone et

entérodiol. Ces derniers seraient protecteurs contre le cancer du sein.
Notons enfin que les personnes constipées utiliseront avec bonheur les graines de lin non moulues saupoudrées sur la crème Budwig. Elles exercent un effet laxatif par action mécanique excitante sur les parois intestinales, favorisant le péristaltisme intestinal.

Le tournesol

Le tournesol est également une graine intéressante par sa richesse en vitamine F. Il est également riche en sélénium, vitamine E, cuivre, zinc, molybdène, vitamines B6 et B15. Il contient une protéine (23 %), de la lysine et des acides aminés.

Le sésame

Cette graine courante en Orient contient 18 % de protéines et beaucoup de calcium, mais est déficiente en lysine.

Les noix

Le fruit du noyer contient environ 14 % de protéines, 62 % de matières grasses et 18 % de glucides. Il contient en outre : calcium, magnésium, phosphore et vitamine E.

Les amandes

L'amande contient 21 % de protéines, 53 % de corps gras, dont 12 % de poly-insaturés. Elle est riche en vitamine E et en magnésium.

Les noisettes
La noisette contient 17 % de protéines et 62 % de lipides, dont 5 % de poly-insaturés.

Les noix du Brésil
Elles contiennent des éléments très intéressants. Les protéines qu'elles contiennent ont une valeur nutritive remarquable, analogue à celle de l'œuf. La teneur en lipides est de 67 g pour 100 g, dont 18,5 g d'acides gras non saturés. Les vitamines E et B1 sont également présentes en fortes proportions. Enfin, elles contiennent magnésium, phosphore, fer, calcium et potassium.

Les pignons
Les graines de la pomme de pin sont riches en vitamines B1, B2 et PP. Riches également en phosphore, fer et calcium.

Les graines oléagineuses sont le « projet » des futures plantes dont elles sont les graines. Consommées crues, elles transmettent, à travers le pouvoir germinatif qu'elles ont conservé, tous les éléments nutritifs contenus dans la coque et le germe. Comme tous les aliments à haute teneur en graisses, leur digestion est plus lente. Le fait de les moudre favorise leur digestibilité, ainsi que l'absorption de leurs protéines, mais il est indispensable de bien les mastiquer.
Les noix sont considérées comme des fruits secs, gras. Comme tous les éléments contenant peu d'eau, elles sont concentrées en éléments

nutritifs. Elles nourrissent bien sous un faible volume.

Les fruits

Les fruits utilisés dans la crème Budwig seront des fruits à pulpe, qui sont plus digestes que les agrumes. De nombreux fruits peuvent être introduits. Ils seront soit mixés avec le reste des ingrédients, soit coupés en petits morceaux et versés sur le mélange.

La pomme

C'est le fruit idéal, un aliment-remède apprécié depuis la haute antiquité. On en trouve toute l'année. Les variétés sont très nombreuses, ce qui permet une grande diversité de goûts différents.

C'est un aliment riche en nombreuses vitamines (vitamines B – 10 à 100 mg pour 100 g – riboflavine, vitamine PP, acide pantothénique et vitamine C – 10 mg pour 100 g), et en sels minéraux (potassium, sodium, silice, calcium, chlore, fer, magnésium...).

Elle a des propriétés diurétiques, uricolytiques et anti-rhumatismales. C'est un hypocholestérolémiant (par sa richesse en pectine), un laxatif et un dépuratif.

C'est un fruit extrêmement rafraîchissant qui convient parfaitement à la recette.

La poire

La poire mûre est un agent sucrant extraordinaire qui sera apprécié des enfants. Comme la

pomme, elle contient de nombreuses vitamines, plus de la vitamine A. De nombreux sels minéraux également entrent dans sa composition, mais particulièrement l'iode, le zinc et le cuivre.
La poire a des propriétés antiputridiques, et est vivement conseillée lorsqu'il y a un dysmicrobisme de la flore intestinale. Elle est diurétique, laxative et uricolytique. C'est un dépuratif, reminéralisant extrêmement nutritif.
C'est également un fruit rafraîchissant qui participe avec bonheur à la recette. Un conseil : n'utiliser que des poires très mûres !

Les fraises

Par sa saveur agréable et fraîche, la fraise, lorsque c'est l'époque, entre volontiers dans la composition du mélange. Elle sera plutôt utilisée entière que mixée, pour éviter de donner à la crème une couleur rosée inhabituelle.
C'est un fruit très nutritif qui apporte fer, calcium et silice. Le sucre de la fraise est du lévulose, ce qui en fait un fruit permis aux diabétiques. Elle contient également des quantités appréciables de vitamines C (60 à 80 mg pour 100 g), B, E et K.
C'est un fruit tonique, reminéralisant et rafraîchissant. Il est également diurétique, laxatif et bactéricide.

Les framboises

Comme la fraise, le sucre de la framboise est le lévulose, autorisé aux diabétiques. Mais c'est un fruit secondaire, disponible sur une très courte période de l'année. Elle participera donc temporairement à la confection de la crème.

Les abricots

L'abricot est intéressant par sa richesse particulière en vitamine A. Mais c'est un fruit très acide qui donnera une saveur acidulée particulière au mélange et accélérera son oxydation. Il faut aimer !

Les mûres

Il s'agit là aussi d'un fruit de saison qui agrémentera la recette pendant quelques semaines par an.

Les pêches

Les pêches sont des fruits énergétiques qui conviennent aux sportifs. Consommées mûres, elles sont d'excellents agents sucrants qui conviennent bien aux enfants.

Les prunes

La prune contient peu de vitamines B et C, mais elle est riche en vitamine A. Elle contient également des quantités appréciables de fer, calcium, phosphore, magnésium, potassium et manganèse.

La prune a des propriétés laxatives et détoxicantes intéressantes. Elle est indiquée en cas de fatigue et de surmenage.

Les raisins

Le raisin est un fruit très intéressant. Très sucré

(120 à 150 g de glucose et de lévulose par kilo), il a une valeur calorique importante (plus de 900 calories par kilo). Bien lavé (pour enlever les traces de sulfate de cuivre) et débarrassé de ses pépins, il est le bienvenu dans la recette pendant la période de l'année où il est disponible.
C'est un fruit très digeste, énergétique sur les plans musculaire et nerveux, reminéralisant et détoxicant. Il est cholagogue, laxatif et diurétique.
Il convient particulièrement à la femme enceinte, aux sportifs, aux rhumatisants et aux surmenés.

Les kiwis, les mangues, les figues...
sont affaire de goût personnel...

Les associations sont innombrables pour développer des goûts nouveaux qui conviennent à chacun. L'utilisation d'aliments sains, choisis avec discernement, permet de passer de l'alimentation à la nutrition. Il est en effet possible de se nourrir bien, en conscience, et de se régaler. La diversité des produits décrits ci-avant constitue comme une sorte de palette de peintures, où chacun peut choisir à sa guise les constituants de sa propre recette.
Bon appétit !

Chapitre 4

Adaptation à chaque cas

En fonction de l'âge

L'âge n'est pas une maladie bien qu'il soit bien souvent considéré comme tel !
La crème Budwig peut se consommer depuis l'âge de 6 mois jusqu'à la mort ! On peut dire que sa consistance onctueuse convient particulièrement bien aux deux âges extrêmes de la vie, où les dents font généralement défaut.

La femme enceinte et le bébé dans l'utérus

Le rôle capital des acides gras essentiels pendant la période de croissance du cerveau offre la meilleure perspective possible pour prendre conscience de l'importance de l'alimentation de la femme enceinte. Il faut effectivement s'inquiéter lorsqu'une femme enceinte consomme de grandes quantités d'acides gras saturés issus d'huiles raffinées et chauffées : fritures, pâtisseries, alimentation type « fast-food »... L'alimentation de la femme enceinte n'est pas un sujet qui a passionné le corps médical jusqu'à présent, et il faut se réjouir de la publication récente de l'excellent livre du docteur Alain Bondil et de Marion Kaplan, qui traitent de cet important sujet avec beaucoup de compétence (voir référence en bibliographie).

La richesse en acides gras poly-insaturés de la crème Budwig fournit à la mère la matière première à l'édification du système nerveux du fœtus, et d'une manière générale à tout son organisme.

L'accouchement

Lorsque la mère a pris soin de s'alimenter correctement pendant la grossesse, ses tissus sont devenus plus souples par l'apport régulier d'huiles pressées à froid. Le travail et surtout la dilatation de passent généralement sans problèmes.

L'allaitement

Dans nos sociétés occidentales, l'allaitement est considéré comme très secondaire, voire inutile, l'industrie de la diététique devant suppléer au manque de conscience et de responsabilité des jeunes mères. De plus, même si certaines le désiraient, elles ne peuvent pas allaiter car elles manquent rapidement de lait, soit en quantité, soit en qualité.

L'allaitement est un des héritages les plus précieux que la mère puisse transmettre à son enfant. Son absence quasi totale est très certainement en grande partie responsable de la baisse générale des défenses immunitaires des enfants en bas âge et pendant la première enfance. L'allaitement humain devrait se poursuivre pendant les deux premières années de vie. D'abord complet, puis partiel, il devrait accompagner pendant longtemps l'enfant dans son alimentation mixte. Un enfant longtemps allaité est fort et résistant. Il n'aura pas besoin de prendre en complément de l'huile d'onagre et des huiles de poissons pour se maintenir en bonne santé lorsqu'il sera adulte.

La croissance du cerveau et du système nerveux est importante pendant les deux premières années de la vie extra-utérine. A deux ans, la tête a déjà presque atteint sa taille adulte. Pour répondre à cette tâche, le lait humain est caractérisé par sa richesse en corps gras (30 à 35 g par litre) et, comparé aux laits d'autres mammifères, il est particulièrement riche en acides gras essentiels de la série oméga 3 et oméga 6. Chez le nouveau-né et l'enfant en bas âge, les enzymes qui régissent les réactions d'élongation et de désaturation des acides gras ne sont pas aussi efficaces que chez l'enfant plus grand.

La consommation régulière de la crème Budwig apportera à la femme qui allaite les éléments nutritifs dont elle a besoin pour mener à bien l'allaitement de son enfant. Elle lui fournira surtout les précieux acides gras insaturés dont son enfant a particulièrement besoin pendant les deux premières années de son alimentation, déterminantes pour sa santé future. Enfin, l'expérience montre que les mères qui ont choisi d'allaiter ont un lait particulièrement abondant et nutritif lorsqu'elles ont choisi une alimentation saine, et qu'elles prennent régulièrement leur crème Budwig chaque matin.

Le nourrisson et l'enfant en bas âge

Le nourrisson peut bénéficier de la crème Budwig dès l'âge de six mois. A cet âge, il faudra choisir des céréales douces comme le *sarrasin* ou l'*avoine* et des graines oléagineuses telles que les *amandes* ou les graines de *tournesol*. Le problème des enfants atopiques (allergiques, faisant de l'asthme ou de l'eczéma) sera résolu en supprimant le lait et les dérivés animaux, et en les remplaçant par du lait d'amande ou de soja, ou du tofu frais (voir plus loin).

La crème est très bien tolérée et concurrence bénéfiquement les produits équivalents du commerce, généralement colorés, et artificiellement sucrés, qui perturbent le goût des enfants. On prendra soin de bien écraser la banane mûre, et de la laisser quelques minutes s'oxyder à l'air, avant de l'ajouter au mélange. Cela en augmentera le goût sucré.

Enfin, pour combler la relativement faible concentration en calcium du mélange, il sera bon de donner en plus à l'enfant en période de croissance, chaque jour, un verre de bon lait entier coupé.

pollen qui complétera ses capacités hautement reminéralisantes (voir « les variantes » au chapitre 2).

Les hommes

Il est intéressant de constater que l'adénome prostatique, une tumeur bénigne de la prostate, n'était pratiquement pas connu au Japon avant la Seconde Guerre mondiale. L'alimentation traditionnelle de ce pays incluait avec bénéfice l'huile vierge de soja, naturellement riche en acides gras insaturés. Le corps pouvait synthétiser toute la gamme des prostaglandines dont certaines empêchent la formation de l'adénome de la prostate. Depuis, le Japon a connu les modifications de tout pays hautement industrialisé, et a perdu ses traditions culinaires. Les bonnes huiles vierges ont disparu au profit des huiles raffinées, et le pourcentage de Japonais atteints d'adénome prostatique a rejoint les chiffres que l'on trouve dans les pays occidentaux.

De la même manière, les maladies cardiovasculaires étaient inconnues chez les Esquimaux du Groenland, gros consommateurs de poissons des mers froides, dont la chair est riche en précieux acides gras insaturés de la série oméga 3. Ces graisses nobles ont un rôle protecteur, maintenant connu, sur les maladies du cœur et des vaisseaux. La civilisation industrielle anglo-saxonne du nord du Canada a apporté une alimentation artificielle, et l'on a vu apparaître les infarctus du myocarde chez les Esquimaux qui, par facilité, ont abandonné leur alimentation ancestrale qui les protégeait de ce fléau. On sait que les femmes sont protégées de ce type de maladie pendant toute leur période d'activité œstrogénique, mais elles les rejoignent rapidement après leur ménopause.

Là aussi, la consommation régulière de crème Budwig fait merveille, en apportant régulièrement les acides gras insaturés protecteurs. Elle pourra, chez l'homme, être complétée par la prise régulière de gélules d'huiles de poisson (riches en EPA, un acide gras de la série oméga 3).

Pour les obèses

La crème Budwig est incontestablement une recette calorique ! Alors, elle doit faire grossir ? Eh bien NON !

L'expérience montre que les gens qui consomment régulièrement la crème Budwig ne grossissent pas. La crème apporte toute une gamme de vitamines, de sels minéraux et de graisses de bonne qualité qui ne font pas grossir. C'est un plat du matin, et les éléments caloriques qu'il apporte sont directement assimilables et seront utilisés dans le courant de la journée. Les personnes qui prennent du poids sont celles qui règlent mal leurs entrées alimentaires, et surtout *qui ne mangent rien le matin...*

Par contre, elles ont des fringales dans la fin de la matinée et grignotent en dehors des repas. Puis elles mangent beaucoup trop le soir.

La crème Budwig est une recette qui entrera avec bénéfice dans un régime amaigrissant, car elle apporte des sucres lents qui empêcheront la survenue de fringales, et permettra une bien meilleure gestion de l'alimentation.

Pour les diabétiques

Les besoins caloriques des diabétiques sont identiques à ceux d'un sujet non diabétique, et doivent être adaptés au poids et à l'exercice physique. La répartition des calories est également proche de la normale. L'importance réside surtout dans *la qualité des sucres consommés*.

La distinction entre sucres rapides et sucres lents est essentielle. L'ancienne distinction entre sucres simples et sucres complexes, si elle est pratique, s'est révélée inexacte car la réalité est plus compliquée. Cette notion est actuellement remplacée par celle d'index glycémique.

On pensait que plus un sucre possède une molécule complexe, moins vite il est dégradé et plus il passe lentement dans le sang. C'est en fait une illusion car la destruction enzymatique des sucres complexes dans l'intestin est extrêmement rapide.

La vitesse de digestion des glucides peut être modifiée par de nombreux facteurs :

– le type de sucre considéré : on sait que le passage de la barrière intestinale est plus rapide pour le glucose que pour le fructose ;

– son origine alimentaire : le lactose des laitages et le fructose des fruits qui sont des

sucres simples élèvent beaucoup moins la glycémie que l'amidon du pain blanc, pourtant un sucre complexe ;
– l'accompagnement alimentaire dans lequel le sucre considéré se trouve : la présence de graisses dans le même repas ralentit l'absorption générale des sucres ;
– les transformations subies par l'aliment avant sa consommation : la mouture par exemple augmente la surface de l'aliment, facilite sa dégradation enzymatique et accélère sa digestion ;
– le fonctionnement gastrique, et surtout son temps de vidange : celui-ci se trouvera retardé si le bol alimentaire contient des fibres et des graisses.
En fait, la crème Budwig peut être consommée par les diabétiques sans inconvénients. Chez les diabétiques sous insuline, on pourra même s'attendre à une diminution des doses d'insuline. L'index glucidique global du mélange est individuel, et dépend de tous les facteurs précités.

Pour les allergiques

Ce sont les intolérants au saccharose, au lactose, au fructose, au gluten...

Chez les **intolérants au saccharose,** sont permis :
– cerises ;
– figues fraîches, figues sèches ;
– raisin ;
– framboises ;

- fraises ;
- groseilles.

Sont interdits :
- autres fruits frais ;
- fruits secs oléagineux ;
- miel, sucre de canne, sirop d'érable.

Chez les **intolérants au gluten,** il faudra éviter :
- blé ;
- avoine ;
- seigle ;
- orge ;

qui contiennent de la gliadine.

Seront permis :
- millet ;
- riz complet ;
- soja ;
- sarrasin ;
- fruits frais et secs, et oléagineux.

Chez les **intolérants au lait,** il faudra éviter le lait et ses dérivés pour la préparation de la crème, et le remplacer par des laits végétaux, ou du tofu frais.
Il existe dans le commerce des laits végétaux (Vegelac, par exemple), mais il est préférable de les fabriquer soi-même de la façon suivante :

Lait de soja
Faire tremper des haricots de soja (3 tasses) dans un bol d'eau. L'eau doit recouvrir des grains. Six à huit heures suffisent pour les hydrater suffisamment. Jeter l'eau de trempage. Ecraser les graines de soja et versez-les dans

environ 3 litres d'eau minérale naturelle faiblement minéralisée. Laisser mijoter en remuant sans couvrir. Il se forme peu à peu une purée. Passer à travers un torchon propre et récupérer l'eau de cuisson. Bien presser le reste des graines pour en extraire toute l'eau. On obtient ainsi du lait de soja. Ce lait végétal contient pour un litre plus de 30 g de protides, environ 20 g de glucides et 20 g de lipides. Il est également riche en potassium, magnésium et en diverses vitamines. De saveur douce, il peut être utilisé tel quel, ou être sucré par du sirop intégral, ou du miel. Il se conserve plusieurs jours au réfrigérateur.

Lait d'amande

Pour le fabriquer, il faut d'abord peler les amandes. On y parvient en les réhydratant pendant une nuit dans de l'eau douce. La peau se retire facilement après trempage. Il faut ensuite les râper, puis les écraser au mortier, en ajoutant progressivement de l'eau tiède, jusqu'à obtenir un mélange onctueux. Passer à travers une toile fine et presser le reste des amandes. Le lait ainsi obtenu est très riche en calcium, potassium, phosphore et manganèse. Il est deux fois plus riche en lipides que le lait de soja, mais se conserve moins longtemps.

Lait de céréales

Il est possible de faire du « lait » à partir de toutes les céréales, mais il est conseillé d'éviter le sarrasin, le blé et le seigle. Ajouter 10 volumes d'eau naturelle au mélange de céréale choisi (qui contiendra obligatoirement du riz). Laisser mijoter au moins une heure et demie avant de presser. Les laits de céréales conviennent moins bien à la crème Budwig. Ils sont fades et souvent trop liquides. Ils sont pauvres en lipides.

Chapitre 5

Impact de la crème Budwig sur la santé

La crème Budwig contient tout l'alphabet des vitamines sous leur forme naturelle et donc facilement et directement assimilable. C'est une véritable cure de jouvence qui est offerte chaque matin à l'organisme qui la reçoit. Par la richesse en acides gras insaturés des huiles vierges entrant dans sa composition, par les nombreux éléments à haute valeur nutritive et énergétique qu'elle contient (vitamines et oligo-éléments), la crème comporte d'incontestables propriétés thérapeutiques.
On sait maintenant que certaines personnes, atteintes de maladies dégénératives, ont un besoin particulier de recevoir certains éléments nutritifs tels qu'en contient la crème Budwig. C'est le cas, entre autres, des maladies de la peau, de la sclérose en plaques, du cancer, des maladies cardio-vasculaires, des rhumatismes et du diabète, vis-à-vis des acides gras insaturés.
C'est en effet parce que la crème contient des

précieuses huiles vierges qu'elle est surtout intéressante sur le plan thérapeutique. Elle doit, sous cet angle, être réellement considérée comme un « aliment-médicament ».

Depuis cinquante ans, la doctoresse Kousmine a insisté sur le fait d'utiliser les acides gras poly-insaturés contenus dans les huiles vierges de première pression à froid, et en particulier de l'huile de lin, pour le traitement de la sclérose en plaques. Critiquée pendant de nombreuses années à ce sujet, une récente étude parue dans le journal médical anglo-saxon *The Lancet* (édition n° 336 du 7 juillet 1990, p. 25-26) vient de cautionner ses vues sur la question, en mettant en lumière la relation entre sclérose en plaques et lipides. Dans le même numéro, Roy Swank, professeur de neurologie à Portland, Orégon, résume les conclusions très positives auxquelles il a abouti en suivant, pendant trente-quatre ans, 144 malades atteints par la terrible maladie. Nous avons vu au chapitre précédent que les acides gras essentiels sont les constituants de base de la cellule nerveuse, et les études futures confirmeront certainement l'impact irremplaçable des huiles vierges dans le domaine de la neurologie.

Avant de conclure, voici quelques témoignages tirés d'une pratique médicale quotidienne, qui inclut la nutrition comme élément thérapeutique, comme l'a toujours préconisé la doctoresse Kousmine.

Jean-Pierre, 43 ans, **psoriasis**
L'anecdote la plus spectaculaire concernant la crème Budwig est certainement celle de Jean-Pierre, 43 ans, qui souffrait d'un psoriasis depuis de nombreuses années. Ayant pris rendez-vous, et contraint d'attendre quelques semaines avant la consultation, je lui suggérai, par téléphone, de commencer à faire la recette de la crème Budwig pour « prendre patience » en attendant la consultation à venir. Jean-Pierre se mit donc à consommer régulièrement chaque matin la fameuse crème. Lorsque, enfin, je le vis venir et s'asseoir devant moi, il me dit ceci : « Voilà, docteur, j'ai fait tout ce que vous m'avez conseillé par téléphone avant de venir vous voir. Mais je suis désolé, mon psoriasis a totalement disparu, et je n'ai plus besoin de vos services ! » Je le remerciai d'être quand même venu m'informer de l'évolution positive de son trouble.
Malheureusement, tous les patients atteints de psoriasis ne réagissent pas aussi positivement et aussi rapidement. Mais certainement, l'effet bénéfique est à rechercher, d'une part dans l'apport régulier d'acides gras poly-insaturés que permet la recette, et d'autre part dans l'amélioration des fonctions digestives et de la flore intestinale qu'a entraînée l'absorption du mélange. Or, ces deux points sont capitaux dans le traitement du psoriasis, comme d'ailleurs dans toute maladie de peau.

Sophie, 12 ans, **rhumes à répétition**
Le cas de Sophie est un cas classique. Cette

petite fille blonde, première d'une fratrie de trois enfants, présentait dès les premiers froids, et depuis sa tendre enfance, des rhumes continuels. Sans arrêt son nez coulait et à peine s'arrêtait-il que le rhume suivant démarrait. Elle n'était tranquille que pendant les trois mois d'été, lorsqu'elle ne faisait pas d'angines ! Ces infections incessantes avaient perturbé la croissance de l'enfant, et Sophie était une gamine pâle et chétive, sans appétit. La prise de nombreux antibiotiques avaient perturbé sa flore intestinale et elle souffrait de troubles du transit. Sa peau était sèche, ses cheveux ternes. De nombreux enfants sont dans le cas de Sophie, peut-être à cause d'un allaitement maternel quasiment inexistant et d'une alimentation artificielle et standardisée depuis leur plus jeune âge.

Le traitement institué comprenait quelques vitamines, oligo-éléments, des sels reconstituants... et une correction de l'alimentation. Mais cette correction pose pratiquement toujours des problèmes chez les enfants, habitués depuis longtemps aux hamburger-frites et autres flans ou crèmes-dessert aromatisés et sucrés ! Leur goût est perverti, et la rééducation alimentaire est souvent longue et difficile. Il faut déjà convaincre les parents du bien-fondé d'une telle démarche. Or la crème Budwig fait souvent merveille pour réaliser le premier pas et c'est par elle que la réforme fut d'abord commencée.

Je conseillai à la mère de faire participer Sophie chaque matin à la confection de la crème et

pris soin d'expliquer à la petite fille de quoi il s'agissait, et quels bienfaits elle en tirerait rapidement.
Le résultat ne se fit pas attendre. Après une période récalcitrante, tout à fait compréhensible chez un enfant qui découvre un plat nouveau, et après avoir sélectionné les céréales et les graines qui lui convenaient, Sophie prit goût à son nouveau petit déjeuner. Rapidement les troubles digestifs s'amendèrent et le transit intestinal se normalisa. La peau devint douce et soyeuse, et les cheveux lustrés. Peu à peu, les rhumes s'espacèrent pour disparaître complètement. Sophie rattrapa en une année son retard staturo-pondéral, et quelle ne fut pas ma surprise de la revoir un an après, alors qu'elle accompagnait sa sœur en consultation. Elle était devenue une belle jeune fille souriante aux joues roses. Les rares petits ennuis de santé qu'elle avait pu rencontrer s'étaient résolus spontanément sans qu'il fût nécessaire d'intervenir.
Il faut sans doute trouver la solution d'une telle métamorphose dans les propriétés thérapeutiques des acides gras essentiels contenus dans l'huile de lin qu'a toujours utilisée Sophie pour préparer sa crème Budwig. Ces acides gras porteurs de trois doubles liaisons sont les précurseurs immédiats des prostaglandines dites « PGE 1». Ces substances participent activement aux processus immunitaires de défense de l'organisme et nous sont indispensables. Or l'organisme ne peut synthétiser les prostaglandines de ce type que s'il en reçoit les

précurseurs que sont les précieux acides gras contenus dans les huiles de première pression à froid, et en particulier dans l'huile de lin.
Un second aspect, tout aussi important, est sans doute la normalisation progressive de la flore intestinale de l'enfant (Sophie préférait utiliser du yogourt, plus onctueux que le fromage blanc maigre pour sa crème). On sait que l'intestin est un des principaux organes immunitaires de l'organisme et la flore bactérienne qu'il contient participe indirectement, mais activement, à une bonne immunité.

Frédéric, 9 ans, **troubles du comportement scolaire**

Ce cas est un autre cas-type qui se retrouve chez beaucoup d'enfants en début de scolarité. Les études scolaires demandent aux enfants beaucoup d'efforts d'attention et de concentration. Ils sont intellectuellement sollicités très tôt et sont mis rapidement dans une situation de compétition qui les stresse. Placé, comme tous ses camarades, dans ces conditions difficiles, Frédéric éprouvait beaucoup de difficultés pour suivre à l'école. Son attention baissait rapidement en fin de matinée, et il était alors incapable de suivre quoi que ce soit. Il rentrait fatigué de l'école et ne pouvait plus fournir le moindre effort le soir.
Rien de plus compréhensible car son petit déjeuner, trop riche en sucres rapides, provoquait une hypoglycémie secondaire vers 10-11 heures. Or le cerveau ne se nourrit que de sucres et celui de notre petit élève en manquait

considérablement quand arrivait la fin de la matinée. La même chose se produisait dans l'après-midi, après un repas de midi également pauvre en sucres lents.
La modification de l'alimentation de Frédéric fit merveille. Il accepta de manger régulièrement chaque matin la crème Budwig qui lui apporta des sucres lents contenus dans les céréales complètes crues. Il emporta également avec lui à l'école une barre aux céréales complètes pour la récréation de 10 heures. L'introduction de céréales complètes cuites au cours du repas de midi compléta sa réforme alimentaire, et quelques cours supplémentaires furent suffisants pour combler le retard scolaire qu'il avait accumulé.
Frédéric est aujourd'hui un bon élève dynamique qui réclame sa crème chaque matin.

Roger, 28 ans, **sportif de haut niveau**
L'exercice physique intense demande une alimentation judicieuse. L'endurance et la résistance en dépendent. Roger, habitué des stades d'athlétisme, avait de la difficulté à terminer ses courses de fond. Au lieu de se bourrer systématiquement de vitamines, même naturelles, une réforme alimentaire apporte toujours une réponse efficace à ce problème. La crème Budwig « tient à l'estomac » et donne force et résistance. Roger a presque immédiatement amélioré ses performances sportives grâce à la consommation régulière de la « crème-miracle ». Il s'est personnalisé sa propre recette en augmentant la quantité de

céréales complètes et de graines oléagineuses. C'est là une indication particulière de notre préparation qui convient particulièrement bien à tous ceux qui, pratiquant un sport, veulent éviter les « coups de pompe » et les « baisses de régime ». Que ce soit pour des efforts ponctuels et particulièrement intenses (joueurs de hockey sur glace, joueurs de squash...) ou pour des efforts plus soutenus (courses de montagne, matchs de tennis...), les sucres lents et les vitamines contenus dans la crème Budwig apportent à tous une réponse efficace.

On pourrait multiplier les exemples, car ils ne manquent pas. Toutes les personnes fatiguées tireront profit de la recette. Elle apporte tous les nutriments essentiels directement assimilables, car vivants. Le système nerveux extrêmement sollicité dans notre vie moderne, riche en tensions et en contrariétés, trouve les oligo-éléments et les minéraux qui lui sont indispensables pour résister aux stress (magnésium, potassium, silice...).
Les malades bénéficient toujours favorablement d'une réforme alimentaire au sein de laquelle la crème Budwig tient une place capitale. L'organisme se trouve alors mieux armé pour combattre la maladie. Que ce soit lors des maladies chroniques, ou au cours des convalescences, les éléments vitaux de la crème Budwig sont autant d'aide et de soutien pour l'organisme fatigué.

Conclusion

Il faut ici rendre hommage au travail considérable accompli par la doctoresse Catherine Kousmine, au cours de sa longue vie de pratique médicale.
Ses années de travail ont abouti à une conception globale de la maladie qui apparaît, avec de plus en plus d'évidence, comme étant souvent la principale conséquence d'une malnutrition chronique sournoise touchant les habitants des pays hautement industrialisés. La progression toujours constante des maladies dites « dégénératives » dans ces pays laisse perplexe les sociologues, et seule l'étude du mode d'alimentation y apporte une réponse satisfaisante. C'est en particulier le cas des études épidémiologiques concernant le cancer, où l'alimentation vient en tête dans sa causalité. En corrigeant d'abord l'alimentation, il est possible de stabiliser, et même de guérir de nombreuses maladies en dehors de l'unique prescription de médicaments. De nombreuses publications scientifiques viennent chaque jour cautionner les vues extrêmement pertinentes de la doctoresse Kousmine.
La doctoresse Kousmine a inclus, dans son

programme de réforme alimentaire, la crème mise au point par la pharmacienne Joana Budwig, crème qu'elle a jugée particulièrement adaptée à sa méthode. La crème Budwig fait donc partie de ce que l'on appelle « la méthode Kousmine » (voir référence bibliographique en fin d'ouvrage), mais elle n'en est qu'un des éléments (certes le plus important !). Cette méthode comporte cinq piliers distincts, mais tous complémentaires : l'alimentation, la supplémentation en vitamines et en oligo-éléments, l'hygiène intestinale, l'équilibrage acido-basique tissulaire et l'immuno-modulation. L'ensemble forme un tout, et on ne saurait aborder les traitements des pathologies chroniques sans les appliquer tous scrupuleusement.

Pour ceux qui veulent aller plus loin, la réforme alimentaire proposée est simple, logique, et s'inscrit en droite ligne dans notre type d'alimentation occidentale. Mais il faut veiller à :

– *diminuer la ration de corps gras saturés (graisses animales) et d'huiles raffinées ;*
– *choisir judicieusement ses huiles ;*
– *diminuer le sucre et la viande ;*
– *augmenter la ration de céréales complètes ;*
– *choisir une alimentation non dénaturée, riche en vitamines et en oligo-éléments ;*
– *accorder une grande place aux aliments crus.*

Ces conceptions diététiques n'intéressent pas seulement les malades, elles s'adressent à tous.

Annexes

Pour ou contre les poly-insaturés ?

Il existe actuellement une controverse quant à la consommation de quantités importantes d'acides gras poly-insaturés. Nous allons essayer d'éclairer cette polémique nutritionnelle.

Les arguments contre

Nous avons vu au chapitre 4 que les acides gras poly-insaturés sont susceptibles de produire des radicaux libres très actifs qui se propagent d'eux-mêmes à partir d'un radical libre faisant office de « starter ». Dans des conditions normales, un organisme sain neutralise lui-même les radicaux libres qu'il produit, sans que les dommages dont ils peuvent être responsables ne soient trop importants. Lorsque l'ingestion d'acides gras poly-insaturés dépasse de beaucoup la quantité nécessaire à l'organisme, le risque de peroxydation des lipides (phénomène de rancissement) s'accroît. Les membranes cellulaires contiennent une quantité importante de lipides (les phospholipides) et sont ainsi particulièrement sensibles à l'attaque des radicaux libres et aux phénomènes de peroxydation. Sans protection anti-oxydante adéquate (essentiellement par la vitamine E), la membrane cellulaire peut être altérée. Des « trous » se forment pouvant aboutir à une chimie cellulaire anormale : vieillissement cellulaire prématuré, mort cellulaire, croissance cellulaire anarchique... De plus, les radicaux libres peuvent intervenir dans l'activation ou la formation des agents cancérigènes chimiques (comme par exemple dans la formation des nitrosamines).

Les arguments pour

Pourtant, nous avons tous besoin des acides gras insaturés essentiels que sont :
- l'acide oléique (mono-insaturé) ;
- l'acide linoléique (di-insaturé) ;
- l'acide alpha-linolénique (tri-insaturé) ;
- l'acide arachidonique ;

et l'organisme ne dispose pas des systèmes enzymatiques propres à les synthétiser à partir de substances voisines.

Bien des gens souffrent d'une carence de graisses poly-insaturées et devraient en consommer davantage. De plus, en cas de maladies chroniques, le besoin de l'organisme se trouve augmenté et celui-ci nécessite des quantités d'acides gras poly-insaturés nettement plus importantes qu'un organisme sain.

Synthèse

On peut dire que c'est la tendance à consommer des acides gras poly-insaturés en quantité excessive, anti-naturelle, qui est inquiétante. Ceci étant souvent le fait d'une « auto-médication », en méconnaissance des conséquences négatives de l'excès de l'utilisation de nutriments qui ont pourtant d'incomparables effets positifs à des doses appropriées.

Un mal est un bien qui n'est pas à sa place. (Rudolph Steiner.)

Comme toujours, ce n'est pas ce que l'on consomme qui est toxique, mais c'est l'excès que l'on en fait.

On peut donc dire que :

– les acides gras poly-insaturés sont indispensables, que la plupart des gens en sont carencés, et que leur consommation est bénéfique pour le bon fonctionnement de l'organisme ;

– l'apport de deux cuillerées à café d'huile de première pression à froid dans la crème Budwig est une quantité tout à fait raisonnable, nécessaire et souvent suffisante pour un organisme en bonne santé ;

– lorsque l'alimentation devient plus saine, elle apporte également des anti-oxydants naturels (aliments riches en vitamine C et en vitamine E) qui protègent les cellules contre l'action agressive d'éventuels radicaux libres (cf. tableau ci-dessous) ;

– les personnes malades doivent, pour des raisons thérapeutiques, recevoir un apport plus important d'acides gras poly-insaturés, mais ces quantités dépendent de nombreux facteurs que seul le médecin compétent pourra apprécier. En général, l'augmentation de la consommation des acides gras poly-insaturés dans l'alimentation s'accompagne de la prescription d'anti-oxydants (vitamine C en grande quantité, vitamine E, sélénium...) qui équilibre cet apport plus important.

Les anti-oxydants naturels

Elément anti-oxydant	Sources naturelles
Sélénium	Œufs, oignons, thon, levure de bière, germes de blé, son, brocoli, chou, tomate, graines de sésame, maïs entier, blé, orge et avoine complets, légumineuses, asperge, ail
Vitamine E	Huile de germes de blé, huile de tournesol vierge, fruits oléagineux, germes de blé, œuf, légumes à feuilles, céréales complètes, poisson, toutes huiles végétales pressées à froid
Vitamine C	Agrumes, fruits rouges, blé germé, argousier, persil, cassis, cresson, raifort, piment

Achevé d'imprimer en janvier 1999
sur les presses de la Nouvelle Imprimerie Laballery
58500 Clamecy
Dépôt légal : janvier 1999
Numéro d'impression : 812069

Imprimé en France